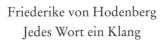

Friederike von Hodenberg
Jedes Wort ein Klang

T0133296

Friederike von Hodenberg

# Jedes Wort ein Klang

Die Stimme an den Grenzen des Lebens

Tagebuch einer Musiktherapeutin

zeitpunkt musik
Reichert Verlag Wiesbaden 2013

**Bibliografische Information der Deutschen Nationalbibliothek**
Die Deutsche Bibliothek verzeichnet diese Publikation in der Deutschen Nationalbibliografie;
detaillierte bibliografische Daten sind im Internet über http://dnb.d-nb.de abrufbar.


Gedruckt auf säurefreiem Papier
(alterungsbeständig – pH 7, neutral)


© zeitpunkt Musik. Forum zeitpunkt
Dr. Ludwig Reichert Verlag Wiesbaden 2013
www.reichert-verlag.de
ISBN: 978-3-89500-983-9

# Inhalt

## Vorwort

Jeder Mensch bedarf einer individuellen Form von Zuwendung, um zu sich selbst zu finden. Aus dieser Erfahrung heraus habe ich diese besondere Form des Schreibens gewählt.

Im Rahmen meines Berufes als Musiktherapeutin ist die Stimme mein Hauptinstrument, sowohl in der Sprache – Gespräch, Poesie, Lyrik – als auch im Gesang – Lieder, Improvisation.

In meinem Buch beschreibe ich Entwicklung und Veränderungen, die das Singen bei Patienten bewirkt. An Beispielen möchte ich erlebbar und nachvollziehbar darstellen, wie die Stimme als Medium in der Begleitung von kranken Menschen angewandt werden kann. Ich versuche die fließenden Übergänge von Kunst und Therapie mit der Stimme aufzuzeigen. In der Poesie, Lyrik und in Liedern ist eine Vielzahl von Symbolen verborgen. Sie können hilfreich sein, um assoziativ Lebenserinnerungen bzw. gegenwärtige Gefühle und Gedanken in einem Dialog lebendig werden zu lassen. Das kann der Beginn sein, sich aus der Sprachlosigkeit zu befreien, um mit sich selbst und seiner Welt Frieden zu finden.

Jeder Abschnitt aus der jeweiligen Lebensgeschichte eines Menschen hat einen individuellen Charakter. Meine Beziehung zu ihnen war intensiv und hat mich oftmals sehr berührt. Dieser Charakter von Beziehung ist kennzeichnend für die Besonderheit der Lebensphase jedes Einzelnen in der Krankheit oder am Ende ihres Lebens und ist bestimmt von Wahrhaftigkeit und Vertrauen.

Es geht hier um die von Empathie geprägte, bewusst eingesetzte Stimme in Sprache und im Gesang. Es soll bewusst gemacht werden, dass die Stimme unser Basisinstrument ist und neben dem Gespräch zwischen Patient und Therapeutin als künstlerisch-therapeutisches Medium hilfreich und heilend wirken kann.

Mit meinem Buch wende ich mich an Menschen in sozialen Berufen wie z. B. Mitarbeitern in Krankenhäusern und ganz allgemein im Gesundheitswesen. Auch andere Professionen möchte ich ansprechen und ihnen auf diese Weise die Musiktherapie mit meinem Erfahrungsbericht näherbringen. Pflegende und Hospiz-Mitarbeiter/innen können ihr Behandlungskonzept bereichern.

Der bewusste Umgang mit der Stimme soll in der Beschreibung von intensiven Begleitungen nachzuvollziehen sein, um das Erfahrene in der eigenen therapeutischen Arbeit oder Begleitung anzuwenden.

Die Vielzahl und Intensität von Behandlungsbeschreibungen zeigen verschiedene Möglichkeiten und sollen dem Leser Anregung geben, seine eigene Methode davon abzuleiten und in seiner Arbeit einzusetzen. Ich möchte mit meinem Buch helfen, mit der Stimme in der Sprache und Musik bewusster umzugehen.

Ich hätte dieses Buch nicht schreiben können ohne die Offenheit der Menschen, die mir ihre Gedanken und Gefühle als Reaktionen auf meine Interventionen anvertraut haben. Mit dem Schreiben bleiben sie in meiner Erinnerung.

Von der Andreas-Tobias-Kind-Stiftung habe ich eine finanzielle Unterstützung erhalten, für die ich der Familie Kind sehr danken möchte. Sie haben mir geholfen, meinen schon lang gehegten Wunsch in die Tat umzusetzen, meine beruflichen Erfahrungen an andere mittels eines Buches weitergeben zu können.

Meine Tätigkeit als Musiktherapeutin, unter anderem im Bereich der Onkologie, habe ich als Berufung empfunden und ausgeübt und bin dabei manches Mal an meine physischen und psychischen Grenzen gestoßen. Ich habe auch eine Fülle von Erfahrungen machen können, die mich beruflich und persönlich in meiner Entwicklung weitergebracht haben.

## Gliederung des Buches

Zunächst werde ich allgemein auf die Stimme eingehen, im Klang und Atem. Die Atmung ist unser Lebenselixier, das dem gesprochenen oder gesungenen Wort erst die Möglichkeit gibt, zu klingen.

Im weiteren Verlauf wird die Sprache in der heilenden Kunst der Poesie und Lyrik beschrieben, auch hier mit Behandlungsbeschreibungen. Ebenso wird darauf eingegangen, wie die Alltagsverständigung im Therapiegespräch ist. Wie klingt die Stimme? Wie finde ich den „richtigen Ton" als Therapeutin?

Im Anschluss daran wird die Bedeutung und Differenzierung von Stimme im Gesang – im Singen von Liedern und Arien – und in der Improvisation mit Vokalen und Konsonanten beschrieben.

Eine besondere Aufmerksamkeit lenke ich am Ende meines Buches auf die Begleitung von sterbenden Menschen mit Improvisation.

# 1 Atem: Die Quelle unserer Lebensmelodie

> *„Im Atemholen sind zweierlei Gnaden:*
> *Die Luft einziehen, sich ihrer entladen.*
> *Jenes bedrängt, dieses erfrischt;*
> *so wunderbar ist das Leben gemischt.*
> *Du danke Gott, wenn er dich presst,*
> *und dank ihm, wenn er dich wieder entlässt.“[1]*

„So wunderbar ist das Leben gemischt", heißt es bei Goethe. Er beschreibt das Wechselspiel von Einatmen und Ausatmen, was von selber geschieht, wenn wir es nicht stören.

Im Glauben, mit der Einatmung die Welt sich eigen machen zu können, ist sogleich die Furcht, in der Ausatmung alles zu verlieren, weil Ausatmen nichts anderes heißt als los lassen.

Die Atmung gerät aus dem Gleichgewicht, wenn Krankheit in Körper, Geist und Seele eines Menschen eingreift. Im Extremfall wird der Mensch beatmet. Er wird in seinem Lebensfundament fremd bestimmt. Die Tatsache, nicht mehr selber atmen zu können, macht Angst. Viele Patienten reagieren mit Panik, wenn sie aus der Sedierung aufwachen und wieder selbstständig atmen sollen.

Atmen ist mehr als Luft holen und Luft heraus lassen. Die Atmung ist unmittelbar verbunden mit Seele und Körper. Die Art des Atmens spiegelt den psychisch-physischen Zustand eines Menschen wider. Die Atmung ist, wie die seelische Konstitution eines Menschen, individuell und reagiert sensibel auf Störungen. Die Atmung gibt dem Sprachausdruck Gestalt.

Die Alltagssprache in unserer Zeit ist flach und häufig wortarm geworden und von Einatmung geprägt. Die Menschen atmen schnell und flach und lassen der Ausatmung kaum Zeit, weil sie glauben, keine Zeit zu haben.

Atem und Seele gehören zusammen. In der griechischen Sprache werden beide Begriffe in einem Wort „pneuma" zusammengefasst und bedeuten sowohl Hauch als auch Seele.

„Außer Atem" geraten besagt aufgeregt sein – ob freudig oder ängstlich. Allgemein ist festzustellen, dass in der heutigen Zeit die Menschen dazu neigen, der Einatmung mehr Raum zu geben als der Ausatmung. Ununterbrochen hektisches Reden spricht für überbetontes Einatmen. Der Atemrhythmus gerät hierbei aus dem Gleichgewicht. Wir werden atemlos.

Der natürliche Atemfluss geschieht im Gleichgewicht von Ausatmen – loslassen – und dem Geschehenlassen des Einatmens.

---

1   Goethe, Johann Wolfgang von, „Westöstlicher Diwan", S. 235, Insel Verlag

Man kann eine Weile ohne Nahrung existieren, aber nur kurze Momente ohne Atmung. Die Art der Atmung bestimmt die Art des Lebens. Flach, gehetzt und schließlich krank – oder tief und ruhig und gesund.

Die Stimme hat ihren Ursprung im Kommen und Gehen des Atems. Wenn die Stimme aktiv wird, ist zuvor unser Atem aktiv geworden, denn nur im Ausatmen kann die Stimme zum Klingen gebracht werden. Die Stimme zu aktivieren heißt, tönend ausatmen.

Die Zuwendung auf den anderen geschieht im Ausatmen. Den Atem fließen zu lassen gibt die Fähigkeit, den anderen in seiner Stimmung und in seiner Gestik wahrzunehmen. Den Atem anzuhalten macht es unmöglich, den anderen geistig, seelisch oder körperlich wahrzunehmen.

Ein Erzählender kann seine Geschichte teilen, wenn zwischen ihm und dem Zuhörer der Atemrhythmus im Gleichgewicht ist. Das heißt, einatmen – aufnehmen und ausatmen – los lassen.

Ist der Atemrhythmus in einem Gespräch disharmonisch, so kann es sein, dass der eine den anderen nicht zu Wort kommen lässt oder das Gespräch ins Stocken gerät. Auch die Gefahr eines vorschnellen Eindrucks von einem Menschen kann durch gestörten Atemrhythmus entstehen, in dem das Einatmen einen größeren Raum einnimmt, man spricht von „den Atem anhalten". So können sich falsche Eindrücke und Wahrnehmungen einschleichen, weil der Rhythmus von Ein- und Ausatmen und das Moment des Seinlassens gestört sind. Der Schwerpunkt liegt dann nur noch in der Einatmung. Erst im Loslassen des Atems, also in der Ausatmung gebe ich mir selber Zeit, den anderen zu verstehen, ihn wahr zu nehmen. Erst im Ausatmen wird die notwendige Distanz zu dem anderen Menschen oder zu den Geschehnissen um mich herum gewonnen.

Den Atem anhalten führt gewissermaßen zu einer Erstarrung, die es unmöglich macht, den anderen in seiner gesamten Gestalt wahrzunehmen. Atme ich aus, kann ich den anderen in seiner Individualität wahrnehmen.

Um den natürlichen Atemprozess wieder zu finden, kann die musiktherapeutische Arbeit mit der Stimme hilfreich sein. Die Fähigkeit, sich schwerkranken Patienten zuzuwenden, setzt voraus, mit dem eigenen Atemrhythmus im Gleichgewicht zu sein und hinzuhören, wenn ein Patient mit leiser Stimme versucht, seine Wünsche an uns zu artikulieren.

Lebendig sein heißt, im Atemfluss zu sein. Jedes Leben endet mit einem letzten Mal ausatmen. Manche Menschen haben es schwer, loszulassen. Was sie am Leben festhält, lässt sich nur erahnen.

Der Atem ist unser Lebenselixier und ist unmittelbar verbunden mit unseren Gefühlen und Gedanken. Mit unserem Atem reagieren wir auf jedes Erlebnis, das uns berührt. Auch die Art unseres Denkens spiegelt sich in der Art und Weise unserer Atmung wider. Unser Innenleben ist mit der Außenwelt durch unsere Atmung verbunden. Unsere physische und psychische Befindlichkeit zeigt sich in unserer Art zu atmen. Dieses trifft auf gesunde und kranke Menschen zu. Je hefti-

ger der Mensch durch Krankheit oder andere Einflüsse in seiner Gesamtheit beeinträchtigt ist, desto auffälliger ist seine Atmung.

Frau Field war eine fünfzigjährige Patientin. Als sie mich um meine therapeutische
Begleitung bat, lag sie schon eine Weile auf der Station. In unserem ersten Gespräch
schilderte sie ihre Lebenssituation. Das Atmen fiel ihr schwer. Sie griff häufig zur
Sauerstoffmaske. Schließlich zeigte sie mir das Buch „Der kleine Prinz" von Antoine de Saint-Exupéry. Sie wollte es in Erinnerung an ihren Vater während ihres
Krankenhausaufenthaltes lesen. Als dieser vor einigen Jahren schwer erkrankt war,
hatte sie ihm daraus vorgelesen. Aber sie musste feststellen, dass es ihr schwer fiel,
selber zu lesen, und so bat sie mich, daraus vorzulesen.

Ich modulierte den Text von der Sprechstimme übergehend in die Singstimme
und achtete auf meine fließende ruhige Ausatmung. Nach kurzer Zeit nahm Frau
Field die Sauerstoffmaske ab und atmete gleichmäßig ohne die Hilfe. In diesem
Moment hoffte ich, dass wir genug Zeit haben würden, ihren entspannten Atemrhythmus zu vertiefen.

Auf diese Weise hatten wir eine halbe Stunde miteinander verbracht, als der lei-
tende Arzt mit seinen Assistenzärzten den Raum betrat. Die Situation nicht beach-
tend, begrüßte er die Patientin kurz, um sich dann an seine Ärzte zu wenden. Er
berichtete ihnen über Diagnose und Prognose der Patientin und betonte, dass sie
zunehmende Atemnot habe. Er fügte hinzu, dass der Patientin bewusst sei, in absehbarer Zeit sterben zu müssen. Diese Art, wie er über sie und nicht mit ihr sprach
und auf diese Weise über ihren absehbaren Tod redete, machte Frau Field atemlos.
Nach Luft ringend, griff sie zur Sauerstoffmaske. Da die Patientin an der Lunge
erkrankt war, reagierte sie besonders heftig mit Atemnot. Nachdem der Chefarzt
mit seinen Ärzten das Zimmer verlassen hatte, konnten wir nicht an das Vorlesen
anknüpfen. Die Patientin war verzweifelt, kurzatmig und behielt die Sauerstoffmaske auf. Ich teilte ihr Entsetzen über die Taktlosigkeit, versuchte dennoch mit
beruhigenden Worten ihr zu helfen, zu ihrem eigenen Atemrhythmus zurück zu
kommen. Ich sang noch ein paar Töne. Danach wollte sie versuchen zu schlafen.
Zu diesem Zeitpunkt war es für sie die einzige Möglichkeit, das Erlebte loszulassen und sich im Schlaf zu erholen. Nur so konnte sie den Rhythmus ihres Atems
wieder finden.

Vor allem für schwerkranke Menschen muss zu jedem Zeitpunkt eine Atmosphäre von Vertrauen geschaffen werden, damit es ihnen möglich ist, während einer medizinischen Therapie zu entspannen und nicht außer Atem zu geraten.

Ich besuchte Frau Mirun (40 Jahre alt) im provisorischen Raum für Dialyse. Auf
Grund ihrer Aplasie trug sie einen Mundschutz. Wenn sie sprach, hatte ich Mühe,
sie zu verstehen. In dem Moment des Zuhörens versuchte ich, in meiner eigenen
Atmung Ruhe zu gewinnen, um mich zu konzentrieren auf das, was sie sagte. Ich
wollte sie durch Nachfragen nicht unnötig anstrengen und suchte nach einem Weg,
ihr zu helfen. Ich hatte den Eindruck, dass sie ihre Atmung den Rhythmen und

Geräuschen der Apparate und der Umgebung angepasst hatte. Mir fiel ihre Äußerung ein, die sie ein paar Tage zuvor über ihren Zustand während der täglichen Dialyse gemacht hatte. „Man ist ein Stück Fleisch, das runter geschoben und angeschlossen wird. Man gerät in so eine anonyme Masse." Die Maschinen summten und pumpten, und sie verschwand in dem ganzen Getöse. Mit Kanülen im Arm durfte sie sich nicht bewegen, was ihre Situation noch erschwerte. Zwei Stunden lag sie schon und musste noch weitere vier Stunden aushalten. Sie zog die Luft ein und tat sich schwer, sie wieder loszulassen. Dass sie in dieser Atmosphäre und ihrer geschwächten Verfassung Angst hatte, konnte ich nachvollziehen. Sie atmete kurz und hektisch. Ich suchte eine Möglichkeit, ihr zu helfen, sie abzulenken von diesem Getöse und ihren eigenen Atemrhythmus wieder zu finden. Darum wählte ich eine Geschichte aus dem Buch „Der Stern der Chirokee", um ihr daraus vorzulesen. Es geht in diesem Buch um die Beschreibung von Geborgenheit und Vertrauen, die „Little Tree" bei seinen Großeltern erfährt.[2]

Mit weicher Stimme las ich in mittlerer Tonlage. Es ging mir darum, mit Hilfe der Wortgestaltung Frau Mirun einen ruhigen Atemrhythmus zu vermitteln. So modulierte und gestaltete ich Worte und Sätze auf bewusst ruhiger Ausatmung. Zwischen den Sätzen schaute ich auf Frau Mirun, um ihre Reaktionen wahrzunehmen, was durch ihren Mundschutz erschwert war. An ihren Augen sah ich, dass sie der Geschichte folgte. Ich konnte spüren, wie sie allmählich aus der Fremdbestimmung zu sich zurückkehrte und ihren eigenen Atmrhythmus wieder fand.

Zwischendurch fragte ich sie, ob es so gut sei. Sie sagte leise „ist gut so...ist schön". Nach einer Weile flüsterte sie, es sei genug, sie wolle allein sein und versuchen zu schlafen.

Ein paar Tage später besuchte ich sie ein weiteres Mal in dem Dialyseraum. Wieder erlebte ich sie außer sich im wahrsten Sinne des Wortes. Im Nebenraum schrie jemand ununterbrochen. Frau Mirun konnte sich nicht einmal selber die Ohren zuhalten, weil sie an Infusionen angeschlossen war. Hektisch atmete sie und sagte verzweifelt: „Ich kann das nicht mehr hören." Mit ihrer Einwilligung legte ich meine Hände behutsam auf ihre Ohren und bat sie auf dem Konsonanten „f" auszuatmen. Ich merkte aber, dass diese ausschließlich auf die Atmung konzentrierte Übung ihr nicht half und fürchtete, sie könnte hyperventilieren. Darum entschied ich mich für das Singen. Ich begann warme tiefe Töne auf einem langen Ausatmen zu summen. Mir schien Singen auf einem offenen Vokal zu unmittelbar für sie. Ich summte im Wechsel von zwei Tönen und war ihr seelisch intensiv zugewandt. Was um uns herum geschah, blendete ich aus. Mein Wunsch war, dass sich mein tönender Ausatem auf sie übertragen könnte. Ab und zu machte sie die Augen zu, und manchmal schaute sie mich mit großen fragenden Augen an, während ich weiter sang. Nach einer Weile wurde sie ruhiger und atmete regelmäßiger. Über ihr vorher so verzweifeltes Gesicht huschte ein Lächeln.

---

2   Carter, Forrest, „Der Stern der Chirokee", Omnibus, Verlagsgruppe Random House, München, 1996

## 2  Klang: Jedes Wesen hat seinen eigenen Klang

*„Aber ich lasse vielleicht den kleinen Ton meiner Stimme*
*Mein Lachen und meine Tränen*
*Und auch den Gruß der Bäume im Abend*
*Auf einem Stückchen Papier."[3]*

Der „kleine Ton" einer Stimme sagt manchmal mehr aus, als das gesprochene Wort. Das Kind äußert sich mit seiner Stimme, bevor es zu sprechen beginnt. Man hört es lallen, plappern, greinen, weinen, schreien, gurgeln. Das Kind kann seinen Unmut, seine Freude schon äußern, bevor es die Sprache lernt und wird von den Menschen, die ihm vertraut sind, verstanden. Schon in der pränatalen Phase nimmt das Kind durch die Stimme der Mutter die erste soziale Bindung zur Außenwelt auf. Die letzte Verbindung eines sterbenden Menschen mit den Lebenden ist häufig der Klang ihrer Stimme. An der Mimik eines Sterbenden lässt sich ablesen, ob es ihm mit der Stimme des anderen gut geht oder ob er angespannt ist, weil er spürt, dass der Andere mit sich selbst nicht stimmig ist. Dann kann es sein, dass die äußere hörbare Stimme brüchig oder gehetzt klingt. Der Klang der Stimme ist Ausdruck von Befindlichkeit. So kann die Stimme auf einen sterbenden Menschen entweder disharmonisch und damit beängstigend wirken oder harmonisch-beruhigend.

Die ganze Palette von Gefühlen spiegelt sich wider im Klang der Stimme. Die menschliche Stimme ist wie ein Mosaikbild, das aus verschieden geformten und farbigen Steinen seine Vollendung erfährt. So setzt sich das Gesamtbild aus Merkmalen zusammen, die den Klang ergeben, der bei jedem Menschen individuell ist.

Der Zusammenklang von verschiedenen Eigenschaften, die eine Stimme prägen, bezeichnet man als „Timbre". Sowohl im Sprechen als auch im Singen hat jeder Mensch ein individuelles Timbre, mit dem er bei seinem Gegenüber spontan verschiedene Resonanzen auslöst, die zwischen einer Spannbreite von Sympathie und Antipathie liegen. Wir achten auf den Tonfall des Sprechenden, aus dem wir hören, was derjenige denkt oder fühlt. Die Klangeigenschaften einer Stimme sind vielfältig: dunkel, hell, tief, hoch, laut, leise, warm, kalt. Die individuelle Klangform der Sprache in der Veränderung von Vokalen und Konsonanten unterstreicht die Einzigartigkeit eines Menschen. Seine Stimmfarbe wird geprägt von der somatischen und anatomischen Beschaffenheit, seinen Charaktereigenschaften und seinem Temperament. Emotion, Mentalität und Intellekt spielen eine entscheidende Rolle.

Blinde Menschen entwickeln eine besondere Aufmerksamkeit für den individuellen Klang der Sprache. Der Schriftsteller J. Luysserant erblindete mit sieben Jahren.

---

3  Hilde Domin, „Nur eine Rose als Stütze", S. 23, S. Fischer Verlag, Frankfurt 1959

Er schreibt in einem seiner autobiographischen Bücher, wie sichtbar ihm die Menschen in der Begegnung durch ihre Stimme wurden: „Seine warme Stimme, seine wohl abgerundeten Sätze gaben ihm das Gesicht, das ich zunächst gesehen hatte. Aber unter diesem Gesicht kam sofort ein anderes zum Vorschein. Bald zog es sich zurück, zog sich zusammen, bald kam es wieder, ohne sein Zutun, hervor. Das sah aus wie eine Aufblähung. Dieser Mensch hatte Blasen auf der Stimme."[4] Von ähnlicher Erfahrung berichtete mir eine Patientin. Sie hatte Applikationen in beiden Augen und war für kurze Zeit blind. Auf meine Frage, was sie in diesem Zustand wahrnehme, wenn wir miteinander sprechen, erwiderte sie: „Alles ist ganz anders, viel intensiver, ihre Stimme und das, was Sie sagen. Es ist eine ungeheure Ruhe, die da ausströmt."

Der Schriftsteller F. Troyan unterteilt die Stimme in Polaritäten: Zum einen spricht er von der „Kraftstimme", zum anderen von der „Schonstimme". Beide Klang-Charakteristika werden seiner Meinung nach nicht vom Willen des Menschen gesteuert und sind eng verbunden mit dem feinen vegetativen Nervensystem. Setzt der Mensch die „Kraftstimme" ein, so braucht er dafür eine höhere Muskelanspannung und verstärkte Atmung. Die Ansätze sind markanter, und er bedient sich in der Sprache mehr der Konsonanten. Der Betreffende ist mit seiner Aussage nach außen gerichtet und lebt von der Begegnung mit dem Gegenüber. Mit der „Kraftstimme" kommt häufig Wut, Zorn, auch Angst oder Schrecken, zum Ausdruck. Es wird die verbale Auseinandersetzung mit dem anderen gesucht.[5] Ein Vortragender mit einer lautstarken und modulationsfähigen Stimme wird ein interessiertes und aufmerksames Publikum haben. Ein Vortragender mit einer eintönigen Stimme kann inhaltlich einen noch so interessanten Text vortragen, auf sein Publikum wirkt sein Vortrag einschläfernd.

Die von Troyan bezeichnete „Schonstimme" kann Ausdruck von Ruhe und Gelassenheit sein. Es kann sich aber auch Angst widerspiegeln, vor dem anderen Menschen, vor Bedrohung oder Schwäche. Bei Müdigkeit oder Krankheit an Körper, Geist und Seele klingt die Stimme eines Menschen oftmals geschwächt. Der Stimmklang ist dann monoton und reduziert, ein Zeichen, dass der Betroffene sich innerlich zurückgezogen hat. Phonetisch betrachtet werden die Konsonanten nicht genutzt. Die gesprochenen Sätze haben keine Kontur, gehen ineinander über. Für den Zuhörer kann es anstrengend sein, der eintönigen Sprechweise zu folgen.

Herr Lens (45 Jahre alt) kam zu mir in den Therapieraum und bat um ein Gespräch. Er war von schwerer Krankheit gezeichnet. Alles an ihm erschien mir grau, und seine Stimme hatte den gleichen grauen Ton, leise, beinahe ohne Modulation. Sein Atem war kaum wahrnehmbar. Mit tonloser Stimme sprach er über Begebenheiten aus seinem Leben. Dass er in seinem Beruf wenig erfolgreich gewesen war

---

4    Lusseyran, Jacques „Das wiedergefundene Licht", S. 148, Verlag dtv/Klett-Cotta, München, 1963
5    Troyan, F., in: „Stimme und Sprache", hrg. von G. Habermann, S. 96, Thieme-Verlag, Stuttgart 1978

und sich von den Menschen verletzt fühlte. Er bat mich, ihm zu helfen, Frieden mit sich selbst zu finden und mit den Menschen, die ihm nah waren, vor allem mit seinen Eltern. Wie ein Staudamm, der bei einer Sintflut bricht, weinte er manchmal laut und heftig seine Enttäuschung und Wut heraus. Diese Ausbrüche standen im Kontrast zu seiner sonst leisen, tonlosen Stimme. Ich ließ ihm Zeit und zeigte ihm mein Mitgefühl mit ruhiger Stimme.

In den weiteren Gesprächen stellte sich für den Patienten heraus, dass ihm das Reden zu anstrengend wurde. Seine Krankheit schwächte ihn zunehmend. So traf ich die Entscheidung, auf der Leier zu spielen. Ich war überrascht, dass er sich in der klassischen Musik auskannte und vor allem Joh. S. Bach liebte. Nach den musiktherapeutischen Interventionen und in den letzten Tagen seines Klinikaufenthaltes wünschte er sich wieder das Gespräch. In unserer letzten Therapiestunde sagte er mit einer veränderten Stimme, die beinahe freudig klang, dass er Frieden mit sich und seiner Umwelt geschlossen habe und dass es so gut sei.

Ein Dialog im Geben und Nehmen kann entstehen, wenn der Zuhörer dem Sprechenden Raum gibt, seine Stimme in Modulation und Atemrhythmus fließen zu lassen und wiederum der Sprechende seinem Gegenüber den gleichen Raum gibt. Es gibt jedoch Menschen, die nie die Chance hatten, diese Sprachkunst zu erlernen.

Herr Martin sprach mit leiser, fast tonloser Stimme. Zur Zeit unserer Begegnung war er 32 Jahre. Er berichtete, dass er zum zweiten Mal Leukämie habe. Seine zaghafte Stimme passte nicht so recht zu seinem kräftigen Körperbau. Die Erkrankung schwächte ihn und nahm Einfluss auf seine Stimme, die er so schonend einsetzte. Aber der ursprüngliche Grund für seine leise Art zu sprechen war Schüchternheit und Angst, etwas Falsches zu sagen. Jetzt wollte er lernen, über sich zu sprechen und seine Erkrankung nicht zu verdrängen. Zwischen den Worten machte er kleine Zäsuren und zwischen den Sätzen Pausen, als bewege er sich tastend auf dünnem Eis und wolle sichergehen, nicht einzubrechen. Auf diese Weise erzählte er aus seinem Leben. Da ich ahnte, dass Herr Martin nicht mehr viel Zeit haben würde, richtete ich es ein, dass er täglich in meinen Therapieraum kommen konnte. Er fühlte sich wohl in der Atmosphäre, die so anders war, als er es im Krankenhausalltag sonst erlebte.

Im Laufe dieser Zeit konnte ich in seiner Stimme Klangfarben heraushören. Die Worte bekamen Kontur, seine Stimme gewann an Modulation. Er traute sich, lauter zu werden, wenn er seine Wut zum Ausdruck brachte. Der Klang seiner Stimme bekam mehr Verbindung mit seiner Körperlichkeit. Seine Einzigartigkeit bekam von Stunde zu Stunde mehr Gestalt. Seine Art zu sprechen und sein Wille, in dieser Phase seiner Erkrankung etwas zu verändern, berührten mich. Auch abends war ich für Gespräche mit ihm bereit. Und die Stimmigkeit von gegenseitiger Resonanz gab mir Sicherheit, dass ich das Richtige tat.

Um die Stimme eines Patienten im Klang, Atemrhythmus, Farbe und Modulation in der Sprache zu erfahren, ist es notwendig, das äußere Erscheinungsbild und das unmittelbare Umfeld des Patienten auszublenden. Die eigene Atmung muss im Einklang von Aufnehmen und Loslassen sein.

Am Klang der Stimme ist hörbar, in welcher Gefühlswelt sich der Betreffende befindet. Schnelles und leises Sprechen weisen häufig auf Verzweiflung oder Angst hin. Geschwätziges Dahineilen lässt erahnen, dass Gefühle verdeckt werden. Manchmal ist es möglich, im eintönigen Erzählen von alltäglichen Beschreibungen, – wie Gardinen waschen oder putzen, – zu hören, wann die monotone Stimme einen kleinen Sprung bekommt. Das geschieht, wenn der Erzählende etwas Wesentliches ungewollt anrührt. Für einen Moment bricht dann die Oberfläche auf, und die Chance ist gegeben, den Monolog zu einem Dialog werden zu lassen. Damit der Patient aufmerksam wird, spreche ich etwas lauter. Ich greife seinen Satz auf, der mir als „besonders" auffällt und frage nach dem, was er eben in seinem Monolog so unbeabsichtigt angesprochen hat. Meistens handelt es sich inhaltlich um Verletzungen, Enttäuschungen oder andere Gefühle, die ihn belasten. Wenn der Patient auf meine Frage eingeht, ergibt sich ein weiterführendes Gespräch. Mit zunehmendem Vertrauen werden seine Monologe kürzer, und die Stimme des Patienten wird lebendiger.

Es gibt Menschen, die ihre Emotionen durch intellektuelles kontrolliertes Reden unbewusst überdecken. Die Stimme klingt dann häufig farblos. Modulation und Rhythmus in seiner Ausdrucksweise sind flach.

In diesem Zusammenhang möchte ich von Frau Mischonka erzählen: Zur Zeit ihrer Erkrankung war sie 45 Jahre alt. Sie hatte feine Gesichtszüge, ihre Stimme klang leise, hell und freundlich. Wenn sie sprach, schien es mir, als würden ihre Worte nur flüchtig den Boden berühren. Mit dem Boden meine ich ihre Seele, die vielleicht durch die schwere Erkrankung verletzlich geworden war. Ihr Atemtonus war für mich kaum wahrnehmbar.

Ich wusste von ihrer lebensgefährlichen Erkrankung. Wie sie sich wirklich fühlte, konnte ich aus ihrem Tonfall nur erahnen. Sie erzählte von ihrem Beruf als Lehrerin für Gartenbau und von ihren politischen Aktivitäten. Bis zu ihrer Erkrankung schien ihr Leben durchorganisiert gewesen zu sein. Dabei hatte sie ihre liebenswerte und fürsorgliche Art für andere Menschen nicht außer Acht gelassen. Mir gegenüber hielt sie zunächst ihre Seele wie in einem Kokon verschlossen. Ich hatte die Vermutung, dass Gespräche sie eher anstrengen würden. Und so hoffte ich mit der Sprache der Poesie und später mit Musik ihr Vertrauen zu gewinnen und ihr helfen zu können, sechs Wochen Aufenthalt in der Klinik so erträglich wie möglich zu gestalten. In unserem ersten Gespräch bekam ich zwei Informationen, die für die Auswahl des Textes wichtig waren.

Sie fühlte sich als Gartenbaulehrerin mit der Natur verbunden. Aus diesem Grund wählte ich das Buch „Der Stern der Chirokee", in dem wunderbare Naturbeschreibungen geschildert werden. Sie musste sechs Wochen in der Klinik bleiben.

Darum war ich sicher, dass wir das Buch in der Zeit von sechs Wochen durchlesen könnten. Inhaltlich werde ich später (in Kapitel 3.2.1) auf das Buch eingehen. Es ist geprägt durch eine poetische Sprache, die bewegen und verwandeln kann.

Zunächst empfand Frau Mischonka es als „ungewohnt und fremd", vorgelesen zu bekommen. Doch schon bei der zweiten Geschichte ließ sie sich vom Inhalt und Klang meiner Stimme in die Welt von „Little Tree" und seinen Großeltern mitnehmen. Jeder Geschichte versuchte ich seine individuelle Melodie zu geben.

Wenn ich vorlese, ist die Stimme mein Instrument. Der Text dient einerseits zum Erklingen meines „Instrumentes", andererseits stelle ich meine Stimme in den Dienst der geschriebenen Worte. Die Vorraussetzung, dass Wort und Stimme zu einem harmonischen Klanggebilde, zu einer Einheit werden, ist die intensive Übung am Text. Vor allem muss ein Bewusstsein für diese Wechselwirkung vorhanden sein.

Meine Sing-Stimme ist mir von Kindheit an vertraut. Jedoch hatte ich meine Stimme nie bewusst als schön klingendes Instrument in Verbindung mit meiner Sprache wahrgenommen. Fabian, ein kleiner Patient von vier Jahren, lehrte mich, meine Stimme neu zu entdecken. Ich traf ihn mit seiner Mutter in der onkologischen Kinderklinik. Sie beschützte ihn wie eine Löwin ihr Junges. Für die erste Annäherung an den scheuen Jungen nahm ich die Leier zu Hilfe. Er kannte dieses Instrument von seinen Schwestern. Die Töne auf den Saiten klingen sanft und schwingen lange nach. Im Schutz dieser Klänge gewann er Vertrauen zu mir.

Seine letzte Lebenszeit verbrachte Fabian zuhause. Weder mit seiner Mutter noch mit mir sprach er darüber, dass er sterben würde, aber wir waren sicher, dass er es wusste. Ein paar Wochen war er noch der kleine lebhafte Junge, der im Wald herumlief. Man konnte sich nicht vorstellen, dass er todkrank war. Als es ihm schlechter ging, wollte er auf dem Sofa im Wohnzimmer liegen, seine Mutter dicht neben ihm. Er wurde von seinen Eltern und Geschwistern liebevoll umsorgt. Auch mich wollte er wieder sehen. Aber das Spiel auf der Leier lehnte er ab. Vermutlich erinnerte es ihn zu sehr an die leidvolle Zeit in der Klinik.

Die Mutter glaubte, mit Fabian über sein Sterben reden zu müssen. Gemeinsam überlegten wir, welche Form die richtige sein könnte. Ich schlug vor, ihm die Geschichte vom „Kleinen Prinzen" von Antoine de Saint-Exupery zu erzählen. Ich fragte Fabian, ob er eine Geschichte hören wolle. Er stimmte zu und ich begann zu erzählen. Den Inhalt der Geschichte veränderte ich in der Weise, dass Fabian sie verstehen konnte (siehe Kapitel 3.2.1). Ich erzählte mit warm tönender Stimme. „Es war einmal..." Den Blick auf das Kind gerichtet, wählte ich die Worte, formte die Vokale, die dem Erzählten einen melodischen Akzent geben. In rhythmischer Bewegung der gesprochenen Worte und Sätze passte ich meine Stimme seinem halb wachen, halb schlafenden Zustand an. Es war eine Resonanz zu spüren. Und ich erlebte, dass ich mit meiner Stimme in der Intensität der Berührung weiter ging, als ich es jemals mit der Berührung von Händen hätte tun können. Zunächst blieb Fabian wach, sah mich an und unterbrach mich manchmal, um seine eigenen Gedanken hinzuzufügen. Es dauerte nicht lange, dann kuschelte er sich an seine Mutter und döste oder schlief ein.

Wenn ich ihn in der nächsten Zeit besuchte, erzählte ich die gleiche Geschichte auf diese Weise. Eines Tages unterbrach mich Fabian. Der Kleine Prinz traf gerade seine Rose. „Erzähl von vorne" flüsterte Fabian. Und so begann ich wieder: „Es war einmal ein kleiner Prinz, der im Himmel war und so gern Freunde auf der Erde finden wollte..." Als ich wieder an der Stelle mit der Rose angekommen war, wollte Fabian erneut von vorn die Geschichte hören. Dieses wiederholte sich noch ein paar Mal. Ich wusste nicht, warum er nur noch den Anfang der Geschichte hören wollte. Ich fragte auch nicht, sondern erzählte von vorne, im gleich bleibenden wiegenden Rhythmus. Meistens schlief er darüber ein. Dieses Ritual wiederholte sich nun bei jedem Besuch.

Als ich eines Tages wieder einmal die Geschichte mehrmals wiederholt hatte, hörte ich, wie Fabian seiner Mutter zuflüsterte: „Mama, die hat aber eine schöne Stimme." Ich war so berührt, dass ich eine kurze Pause machen musste. Dann erzählte ich weiter mit einem dankbaren Gefühl dem kleinen Kerl gegenüber. Er hatte mich in diesem Moment für alle Zeiten gelehrt, meine Stimme auch in der Sprache bewusst einzusetzen.

Als Fabian von meiner „schönen Stimme" geflüstert hatte, war er schwerkrank. Für ihn waren zu diesem Zeitpunkt nicht mehr die Worte oder der Inhalt der Geschichte so wichtig, sondern viel mehr das Klangfarbenspiel meiner Stimme.

# 3 Die Stimme in der Sprache

## 3.1 Gespräch: Einmal noch sprechen von Liebe und Hoffnung

*„Ich fürchte mich so vor des Menschen Wort.*
*Sie sprechen alles so deutlich aus:*
*Und dieses heißt Hund und jenes heißt Haus,*
*und hier ist Beginn und das Ende ist dort."*[6]

Wenn Kinder mit dem Sprechen beginnen, entwickeln sie zunächst ihre eigene Sprache oder Sprechweise. Ihre Wort- und Satzschöpfungen sind oftmals köstlicher Natur und immer einzigartig. Auch die Art, wie sie modulieren oder ihren Rhythmus von Worten oder Sätzen finden, ist unverfälscht ihre eigene Kreation. Unter dem Einfluss der Erwachsenen verlieren sie ihre Sprechweise. Die Sprache der Erwachsenen ist vorwiegend eine Alltagssprache und dient der Benennung und Verständigung. Rilke schreibt, alles wird „so deutlich" ausgesprochen, „dieses heißt Hund und jenes heißt Haus". Und er sagt weiter, dass diese Sprache zum „Fürchten" sei, weil so weit weg von der Einzigartigkeit eines Menschen. Das Ziel der Erwachsenen ist, den Kindern möglichst früh die Alltagssprache beizubringen, damit sie vernünftig und deutlich sprechen. Oftmals wird den Kindern damit ihre Kreativität genommen. So gehen wunderbare Wort-Kreationen verloren, wie „Heiababali" oder „Muschepupu-Wetter" oder „Schiff mit Taschentuch" für „Segelschiff" Das sind nur drei von unzähligen Sprachkreationen. Mit dem Verlust der eigenen Phantasie-Sprache geht ein Stück Lebendigkeit verloren, die erst wieder gewonnen werden kann, wenn Erwachsene irgendwann die Chance nutzen, ihre Sprache wieder zu beleben.

Durch die Sprache werden Erfahrungen und Gefühle, auch Vorstellungen und Gedanken, ausgesprochen. Sie dient auf diesem Wege der Verständigung mit dem anderen. Mit der Sprache ist es dem Menschen möglich, seine Gedanken an den anderen weiter zu geben. Das Medium Sprache kann auch dazu dienen, das Verhalten des anderen zu beeinflussen.

Die Sprache ist wie die eigene individuelle Heimat eines jeden, die den Menschen einzigartig macht in Klang, Ton und Ausdruck.

Jedes Wort und jeder Satz eines Menschen ist unterschiedlich und individuell durch emotionale oder intellektuelle Klangfarbvarianten geprägt. So kann man an jeder Äußerung eines Menschen erkennen, in welchem Gemütszustand er sich befindet, weil seine Empfindungen mitklingen.

---

6   Rilke, Rainer Maria, „Die Gedichte", S. 188, Insel Taschenbuch, Frankfurt a. M. und Leipzig 1986

Frau Gerber war zu dem Zeitpunkt unserer Begegnung 54 Jahre alt. Man sah ihr die schwere Erkrankung auf den ersten Blick nicht an. Aber in ihrer Mimik bemerkte ich große Traurigkeit. Als sie zu sprechen begann, klang ihre Stimme unsicher: „Ich habe mich nicht gelebt. In traurigen Situationen bin ich immer allein gewesen." Sie erzählte von ihrer Kindheit, die von Einsamkeit geprägt war. Am Ende ihrer Erzählung sagte sie, dass sie es als etwas ganz besonderes empfindet, hier Menschen zu erleben, die für sie da sind. Ich erwiderte, dass sie wichtig sei. Sie weinte, lachte und sagte: „Komisch, nicht, einfach komisch, dass ich wichtig bin."

Der Sprachduktus, die Klangfarbe der Vokale sowie die Artikulation der Konsonanten sind das Persönliche eines jeden Menschen. Das Steigen oder Fallen eines Satzes, der Wechsel zwischen kürzeren und längeren Sätzen, Tonhöhe und Tonstärke, die Akzente bestimmen den Klang und sind die Merkmale für die Einzigartigkeit eines Sprechenden.

An der Stimme im Gespräch ist zu hören, ob der Mensch im Einklang mit sich ist. Man kann erfahren, wie es dem Sprechenden geht. Ist er guter Dinge, müde, gereizt oder traurig? Auch spiegelt sich wider, wie der Sprechende körperlich, seelisch und geistig lebendig ist. Auch das Schwankende zwischen intellektueller und emotionaler Ebene lässt sich an der Stimme erkennen.

Ich hatte Frau Bach die Geschichte von der Raupe – siehe Kapitel 3.2. – erzählt. Mit leiser Stimme sagte sie: „Das ist eine schöne Geschichte". Sie versuchte zu lächeln, als wollte sie sagen: Ich will nicht traurig sein und bin doch traurig. Aber ihr Gefühl überwältigte sie und sie erzählte eine Begebenheit, die sie kurze Zeit vor meinem Besuch sehr bewegt hatte. Ihre Stimme klang klein und traurig. Wie ein scheuer Vogel, der den Boden nicht berührt, flog ihre Stimme.

Eine Begegnung ist geprägt von der Art des Gesprochenen. In Klang, Ton und Charakter des Gesagten wird entschieden, ob ein Gespräch im Gleichgewicht von Reden und Zuhören entstehen kann. Je nach Intensität, mit der ein Mensch spricht und sich mitteilt, verändert sich Qualität, Quantität und Zeitdauer von Klang, Modulation und Rhythmus. Das Timbre als die individuelle Eigenheit des Menschen bleibt immer gleich. Um ein lebendiges Gespräch entstehen zu lassen, muss zwischen den Menschen eine Atmosphäre der Klarheit sein. Nur dann ist es möglich, dass jeder Gesprächspartner Zeit und Ruhe hat, die gesprochenen Worte des anderen in seine inneren Räume zuzulassen und seine eigenen Worte darin entstehen zu lassen, bevor er sie ausspricht.

Es ist ein Geschenk, wenn es gelingt, Bewegung im Geben und Nehmen von Worten und Sätzen zu erreichen und lebendig zu halten.

Bei Patientin Frau Mischonka spürte ich von Beginn eine innere Bereitschaft zu einem Dialog mit mir. Schon in der ersten Begegnung hatten wir eine gemeinsame Sprache der Resonanz gefunden. In großer Offenheit besprachen wir jeden Schritt ihres Weges durch die Krankheit. Sie vertraute mir, und ich war mir meiner Verantwortung bewusst.

Zu Beginn ihrer Erkrankung hatte sie noch Hoffnung gehabt, dass sie durch Chemotherapien gesund werden könnte. Aber dann war der Zeitpunkt gekommen, als die Ärzte ihr mitteilen mussten, dass keine andere Behandlung mehr möglich sei, außer einer Knochenmarkstransplantation (KMT). Weil die Chance ihrer Heilung auch mit dieser Behandlung sehr gering war, entschied sich die Patientin dagegen, zumal sie erfahren hatte, dass die starken Nebenwirkungen mit erneuten Leiden verbunden sein würden. Frau Mischonka wusste nun, dass sie in absehbarer Zeit sterben würde und wünschte sich, möglichst bald nach Hause entlassen zu werden. In dieser besonderen Zeit vor ihrer Entlassung besuchte ich sie täglich.

An einem dieser Tage wollte sie zunächst mit mir etwas besprechen. Sie beklagte sich darüber, dass Freunde und Angehörige immer so viel für sie tun wollten. Ich erwiderte, dass sie vermutlich damit ihre Ohnmacht bewältigen wollten, weil es für sie unerträglich sei, ohnmächtig zuzusehen, wie sie leiden und sterben müsste. Frau Mischonka konnte das nachvollziehen, sprach dann darüber, dass sie sich aber entschieden habe, ihren Weg alleine zu gehen. Ich fragte, ob das bedeute, in die innere Immigration zu gehen. Ja, so meinte sie das. Sie fragte sich, warum sie keine „Innenschau" mehr halte, mit den weißen Blutkörperchen z. B. zu sprechen, wie sie es getan hatte, bevor sie von den Ärzten die Nachricht bekam, sie sei „austherapiert". Ich fragte behutsam: „Kann es sein, dass es jetzt darum geht, ihrem Körper friedlich zu begegnen und einen Deal mit ihm schließen wollen, weil sie wissen, sie werden nicht wieder gesund, ungefähr so: Ich gehe behutsam mit dir um, dann lass mich dafür noch ein bisschen leben." Sie stimmte zu und meinte, das seien ihre Gedanken gewesen, über die sie mit mir so dringend hatte sprechen wollen, bevor ich nun weiter vorlesen sollte.

Zu einer Begegnung gehört das sensible Hören und Schauen in der behutsamen Annäherung an die oftmals durch die Erkrankung zerbrechlich gewordenen Patienten.

Als ich in das Krankenzimmer kam, fiel mir auf, dass Frau Bertram keinerlei persönliche Dinge auf ihrem Nachtisch hatte. Sie war zart und blass. Ich sprach sie an und stellte mich als Musiktherapeutin vor. Ich fragte um ihre Zustimmung, mich einen Moment zu ihr zu setzen. Mit kleiner tonloser Stimme erwiderte sie, sie brauche nichts. Ich hörte heraus, dass sie meinen Besuch nicht wollte, zumindest zu diesem Zeitpunkt nicht. Als ich wieder auf dem Flur stand, ließ mir der Eindruck von dieser Patientin keine Ruhe. Sie wirkte auf mich so arm und reduziert in ihrer Lebensform. Ich vermutete, dass sie noch unter dem Schock litt, hier im Krankenhaus gelandet zu sein. Sie war herausgefallen aus ihrem täglichen Leben, aus der Geborgenheit eines Zuhauses.

Am nächsten Tag ging ich wieder zu ihr, begrüßte sie und wandte mich dann zunächst ihrer Mitpatientin zu. Ich hatte die Hoffnung, dass sie aus der Distanz die

Verbindung zu mir aufnehmen würde. Nach dem Ende des Gespräches wandte ich mich Frau Bertram zu und fragte, seit wann sie hier sei. Ich hörte genau hin, ob sie meine Fragen zuließ. Als sie antwortete, klang ihre Stimme ton- und emotionslos, als habe sie sich in ein Schneckenhaus zurückgezogen, verletzt und erschrocken von dem, was mit ihr hier im Krankenhaus geschah. Ob sie irgendeinen Wunsch habe, fragte ich weiter. Aber ihr fiel nichts ein. Ich hatte den Eindruck, dieses kurze Gespräch sei für diesen Moment genug und verabschiedete mich. Einen Tag später besuchte ich sie wieder. Mit einem Lächeln begrüßte sie mich. Ich freute mich und fand den Mut, ihr meine Empfindung mitzuteilen. Ich könne nicht glauben, dass ihr Leben immer so kahl gewesen sei, ohne jegliche persönliche Habe um sie herum. Daraufhin erzählte sie, dass sie früher gemalt habe. Diese Äußerung wirkte wie eine Erlösung auf mich. Auf dieser künstlerischen Basis war es vielleicht möglich, eine gemeinsame Sprache zu finden. Als ich mit Freude auf ihre Äußerung reagierte, begann unsere Beziehung mit einer für mich spürbaren gemeinsamen Schwingung, hatte ich doch das Gefühl, dass sie ihre Zurückhaltung mir gegenüber aufgab.

Zu einem lebendigen Gespräch gehört der Blickkontakt. Das einander Anblicken intensiviert ein Gespräch, erhöht die Wichtigkeit des Gesagten und berührt den anderen unmittelbar.

In der ersten Begegnung mit einer Therapeutin haben Patienten oftmals das Gefühl, sie befänden sich auf einem schmalen Grat, von dem sie jederzeit abstürzen könnten. Fühlen sie sich doch krank und herausgenommen aus ihrem täglichen Leben, und nun konfrontiert mit einem noch fremden Menschen, wie eben beschrieben. Vielleicht fühlen sie sich auch unterlegen und unsicher.

Um in dieser neuen fremden Situation Sicherheit zu gewinnen, brauchen sie einen Freiraum. Dieser Freiraum in einem sich anbahnenden Gespräch kann durch das Spielen mit der Sprache gestaltet werden. Die Sprache des Patienten kann sich vermischen mit dem sprachlichen Angebot der Therapeutin. Das kann der Beginn für einen Dialog im gegenseitigen Vertrauen sein. Eine gelassene Wachsamkeit auf beiden Seiten prägt die Lebendigkeit auf der Suche nach der gemeinsamen Sprache. Schweigen und Zuhören sind die beredten Teile der Sprache und beruhen auf gegenseitigem Respekt.

Wir schauten aus dem Fenster. Die Sonne war weg. „Hoffentlich bleibt sie weg. Ich will sie nicht mehr haben", sagte Frau Christ. Ich zeigte auf die Birke und ihre Schönheit und sagte: „Wenn ich ein Baum wäre, dann ein Birke". „Ne, das bin ich nicht", erwiderte sie. „Ich bin irgendwie so ein Buschbaum." Sie machte mit den Armen eine runde Bewegung. Wir kamen auf Zypressen im Süden. Ich fragte, ob Vögel darin nisten könnten. „Oh ja", erwiderte sie, „alles, alles, so ein Buschbaum, so warm ist der." Ich sagte weiter: „Wenn ich ein Tier wäre, dann ein Reh". Sie meinte, sie wäre ein Leopard, geheimnisvoll zum Sprung ausholend. Auf diese Weise wurden unsere Gedanken zu lebendigen Bildern. „Wenn ich ein Hund wäre, dann ein Bernhardiner." Ich machte die Schnauze und imitierte, wie ihm die Spucke aus dem Maul läuft. Sie lachte, nein, das wolle sie nicht so genau machen und zeigte selber, wie schön es ist, so ein Bernhardiner Hundegesicht in die Hände zu nehmen. Ich sagte, ich wäre ein Rauhaardackel, frech und flink und wollte nicht gehorchen. Sie erzählte, dass sie neulich ein Reh gesehen habe, als sie auf eine Untersuchung warten musste. Ganz dicht vor dem Fenster habe es gestanden, mit großen schönen Augen. Nach diesem gedanklichen Ausflug in die Tierwelt wurde sie müde. Ich musizierte noch eine Weile für sie.

Es ist nicht nur das miteinander Sprechen, sondern auch das miteinander Atmen, das sich automatisch einstellt, wenn der gemeinsame Lebensstrom im Gespräch gefunden ist. Denn die gesprochenen Worte dürfen in einem Gespräch nicht festgehalten werden. Sobald sie gesagt sind, sollen sie den anderen erreichen. In einem intensiven Therapiegespräch sind die Worte nicht Eigentum der Therapeutin. Sie sind gewissermaßen schon im Raum und entstehen aus der Wahrnehmung der Begegnung mit dem anderen.

Die Rückkehr zu der eigenen Sprache kann wie ein Strohhalm im Ozean wirken und die Angst vertreiben, die Angst, die keine Stille zulässt. Wenn eine gemeinsame Sprache in Wort und Ton gefunden wird, sind Augenblicke der Stille nicht mehr bedrohlich, sie können als wohltuend empfunden werden.

Frau Dreyer, eine ebenfalls sehr zurückhaltende Patientin sagte eines Tages: „Bevor sie kommen, weiß ich immer gar nicht, was ich denken oder sagen soll. Wenn sie hier sind und wir sprechen mit einander, ist es immer, als wenn mein Leben, das zum Stillstand gekommen ist, wieder in Bewegung kommt. Ich fühle mich lebendig. Und wenn ich dann nichts mehr zu sagen weiß, tut mir die Stille gut, weil ich mich verstanden fühle und das Vertrauen habe, dass wir auch schweigen können."

Die Sprache ist eine Brücke zwischen den Menschen. Patienten müssen die Chance haben, ihre Gefühle, Gedanken, Assoziationen zu äußern, wie auch immer ihr Sprachduktus ist.

Frau Christ (siehe S. 22) äußerte in einem unserer Gespräche: „Ich armer kleiner Narr, habe immer gedacht, irgendwann würde es peng machen und ich könnte meine Gefühle leben." Weiter meinte sie, sich wie in einem Ozean zu fühlen, in dem sie schwimmen würde. Unsere Gespräche seien wie ein Anker für sie. Sie hatte die Vorstellung, wenn sie ganz bewusst und willensstark sei, würde sie alles behalten, was in unseren Dialogen entstand. Aber jetzt sei sie zu offen und alles würde an ihr vorbeifließen. Ich erwiderte, wenn sie so offen sei, dann könne in sie hinein fließen, was von unseren Gesprächen wichtig sei. Das Unwichtige werde vorbei fließen. Das nahm sie mit Erstaunen auf.

Es ist ein fortdauerndes Herantasten an die Sprache der anderen und ein Abwägen zwischen der funktionalen, alltäglichen Sprache und der Sprache, die die Emoti-

onen der anderen berührt. Manchmal sind Worte wie im gleich bleibenden langsamen Rhythmus aufeinander folgender Wassertropfen, die sich beruhigend im
Raum ausbreiten.

Die Patientin Frau Hoffmann war 77 Jahre alt. Als ich sie besuchte, saß sie klein
und schmal im Rollstuhl. Sie war Dialyse-Patientin, lehnte aber jede weitere Behandlung ab. Die Schwestern erzählten, sie wolle nicht essen mit der Begründung,
nicht mehr schlucken zu können. Aufstehen wolle sie auch nicht mehr. Ich ging
zu ihr, weil die Zimmertür offen stand. Sie saß vor dem Tisch, auf dem das Essen
stand, das inzwischen sichtbar kalt war. Das gedünstete Lachsfilet sah widerlich
angetrocknet aus. Ein Joghurt stand angebrochen daneben. Frau Hoffmann machte auf mich einen traurigen Eindruck. Ich fragte, ob sie nicht mehr essen wolle. „Sie
könne nicht schlucken", erwiderte sie. Ich konnte mir den Kommentar nicht ver-
kneifen: „dieses würde ich auch nicht runterkriegen" und brachte das Tablett aus
dem Zimmer. Dann setzte ich mich zu ihr. Sie wirkte zerbrechlich und am Ende
ihres Lebens. Ich traute mich, behutsam zu fragen, ob sie nicht mehr wolle. „Nicht
mehr leben wolle" erschien mir zu direkt. Erstaunt schaute sie mich an und sagte:
„Ja, ich will nicht mehr leben. Ich habe ein schönes Leben gelebt, aber so will ich
nicht mehr leben. Ich kann ja gar nichts mehr tun. Mein Mann sagt immer, er will
mich pflegen, aber das kann er doch gar nicht". Ich erwiderte, dass ich das verstehen könne. Über meine Reaktion war sie erstaunt und erleichtert. Sie begann aus
ihrem Leben zu erzählen. Als ich den Eindruck hatte, dass sie das Wichtigste, was
ihr am Herzen lag, heraus geredet hatte, ermutigte ich sie, doch noch den Joghurt
zu essen mit der Begründung, wenn das Sterben nicht so schnell gehen würde, wie
sie es sich wünschte, wäre es gut, nicht so schwach zu werden, und der Joghurt
würde runterrutschen, ohne dass sie angestrengt kauen müsse. Das schien ihr ein-
zuleuchten. Sie mümmelte den Joghurt, während wir weiter miteinander sprachen.
Nach anderthalb Stunden war sie müde, und die Krankenschwestern brachten sie
ins Bett. Frau Hoffmann sagte „Das war ein schönes Gespräch, das ist ein richtiges
Weihnachtsgeschenk". Ein paar Mal wiederholte sie diesen Satz. Es klang wie ein
dankbarer Seufzer. Die Schwestern sagten, dass Frau Hoffmann noch nie so lange
aufgesessen habe. Als sie im Bett lag, sang ich spontan einige Weihnachtslieder. Mit
geschlossenen Augen lauschte sie. Als ich aufhörte, meinte sie, das wäre ebenfalls
ein Weihnachtsgeschenk. Sie schien glücklich und zufrieden zu sein.

Frau Hoffmann starb am frühen Morgen des nächsten Tages. Der Pfleger, der
für die Patientin zuständig gewesen war, bedankte sich bei mir. Seit dem Gespräch
mit mir sei sie wie verändert gewesen, so „durchsichtig und friedlich". Vorher habe
er Schwierigkeiten im Umgang mit ihr gehabt. Nach meinem Besuch bei ihr mit
Gespräch und Singen habe er guten Kontakt zu ihr bekommen, und es wäre schön
für ihn gewesen, sie bis zum Sterben zu begleiten.

In Worte zu fassen, was häufig unsagbar scheint, kann für Menschen schwer sein,
die nicht gelernt haben, über sich zu sprechen und nicht die Chance hatten, ihren

Gedanken und Gefühlen Worte zu geben. „Was soll ich erzählen", oder die Feststellung, „über mich gibt es nichts zu erzählen", habe ich häufig gehört. Es klang,
als sei an dem inneren Ort der Sprache eine Leere, die nicht aufgefallen ist, so lange
der Alltag diese Leere überdeckte und die funktionale Sprache ausreichte, um sich
zu verständigen. Diese Sprache, in der man nicht Gefahr läuft, seine eigenen Emotionen zu verraten, beherrschen viele Menschen.

„Es kommt oft was anderes raus, als in mir los ist. Die Wahrheit bleibt immer
stecken, noch tiefer als im Hals." Schrieb mir eine junge Patientin nach einem Gespräch.

Wenn durch schwere Erkrankung alle Äußerlichkeiten wegfielen, blieb zunächst Sprachlosigkeit in der Begegnung mit der Therapeutin. Wenn ich fragte:
„Wie geht es Ihnen?" fühlten sie sich unsicher, weil das Gefühl entstand, etwas
leisten zu müssen. Ihre Sprachlosigkeit konnte für sie selber wie eine verschlosse-
ne Tür sein.

In gemeinsamen Gesprächen kann die verlorene Sprache wieder gefunden werden. Es ist häufig ein überwältigendes Erlebnis für den zuvor Sprachlosen, wenn es
gelingt, in Therapiestunden den Schlüssel zur Tür der eigenen Sprache zu finden.

Herr Martin – siehe Kapitel 4.1.2 – war 32 Jahre alt, als er zum zweiten Mal Leukämie hatte. Sein Leben war geprägt von Sprachlosigkeit. Er war sehr blass und
schien angestrengt zu sein, als er mir gegenüber im Therapieraum saß.

Bei dem Erstgespräch wollte er seine Frau nicht dabei haben. Sie sei, wie auch
seine Mutter, immer so schnell mit dem Wort. Er käme gar nicht dazu, seine Gedanken auszusprechen, da hätten seine Frau und Mutter immer schon alles gesagt.
Aber jetzt wolle er lernen, über sich zu sprechen. Er sei langsam im Denken und
nicht so intelligent, meinte er. Ich vermutete eher, dass er ungeübt war, Gedanken
und Gefühle zu artikulieren. Ich sagte ihm, dass ich seinen Mut und Entschlossen-
heit bewundern würde. Ich empfand es als ein Wunder, wie dieser junge Mensch
von Stunde zu Stunde mehr Kontakt zu sich selber bekam und seine Sprache fand,
um Gedanken und Gefühle in Worte zu fassen. Sein anfängliches Schweigen konnte ich gut aushalten, weil ich spürte, wie in diesen Momenten die Begegnung zwischen uns stattfand. Er hielt keine Monologe. Er ließ mich teilhaben an seinen
Gedankengängen und schaute mich fragend an, wenn er selbst an dem eben Gesagten zweifelte. Er ließ Pausen zu, in denen ich antworten, bestätigen oder ihn ermutigen konnte. Wie er allmählich zu seiner Sprache fand, war für ihn und auch für
mich ein beglückendes Gefühl. Zunehmend wurde er selbstbewusster.

Eines Tages bat er, seine Frau möge mit in die Therapie kommen. Er wollte seine Frau bitten, ihm Raum zu geben, damit er Zeit hatte, seine eigenen Gedanken zu
äußern und von sich zu sprechen. Er sagte ihr, dass sie häufig so schnell im Denken
und Reden sei und ihn damit überrollen würde. Die junge Frau war sehr erstaunt.
Sie hatte nie darüber nachgedacht und wollte mehr darauf achten, sich zurückzu-
nehmen.

Aus der Sprachlosigkeit hatte er sich befreien können, unter anderem, weil wir gemeinsam Momente des Schweigens zuließen.

Eine andere paradoxe Form der Sprachlosigkeit ist Reden, das keine Pausen zulässt. Die Menschen müssen entweder heraus reden, was sie belastet oder die Geschichte ist so schwer, dass sie sich nicht trauen, sie anzusprechen.

Ich hatte den Eindruck, als habe Frau Meyer eine Maske vor ihrem Gesicht. Ihre Stimme war ihr im Hals stecken geblieben. Mit halb geschlossenem Mund redete sie ununterbrochen und atemlos, als habe ihr Atem und der Klang ihrer Stimme gar nichts mit ihrem Körper zu tun. Von Gefühlsäußerungen war in dem ganzen Gerede nichts zu hören. Ihre Mimik war ohne Bewegung. Die Augen hinter einer Brille ließen nur ein mattes Leuchten erahnen. Jeder Versuch, das Reden zu unterbrechen, um ins Gespräch zu kommen, schlug fehl. Meine Gedanken, die ich zu dem Gesagten formulieren wollte, konnte ich nicht verbalisieren, weil sie atemlos redete. „Meine Tochter ist bei G., meine andere ist Beamtin. Beide verheiratet, keine Kinder. Sie haben sich erst ein Haus gebaut und das Geld... Früher sind wir gern gereist, aber immer in Deutschland, das Geld wissen Sie... Jetzt würde ich auch gern reisen, aber es geht ja nicht, vielleicht mal einen Tag, aber das ging die letzten Male auch nicht...". Sie nahm kurz Blickkontakt zu mir auf, vielleicht zur Überprüfung, ob ich noch da sei. Dann ging ihr Blick wieder zurück ins Leere. Schließlich machte ich mich bemerkbar, weil ich den nächsten Termin hatte. Da hielt sie inne: „Entschuldigung, dass ich ihnen so viel Zeit genommen habe. Ich freue mich immer, wenn sie kommen." Ein wirklicher Kontakt für kurze Momente. Anschließend fragte ich mich, ob es an mir gelegen hatte, dass ich sie nicht erreichen konnte. Es war mir nicht gelungen, ihren Redefluss, der mir wie ein Schutzwall erschien, zu unterbrechen. Hatte ich nicht die richtigen Angebote gemacht? Oder war es richtig, dass ich nur dasaß, damit sie reden konnte? Ich war mir unsicher. Es war nicht möglich gewesen, ein Gewebe von Geben und Nehmen in Worten entstehen zu lassen.

Häufig wird die Beziehung zunächst im Gespräch ausgelotet. Als Therapeutin muss ich authentisch und empathisch sein, damit die Patientin für ein Gespräch bereit ist.

Herr Engel redete gern und versuchte, mich auf der Schiene von psychologischen Begriffen auszutesten. Zum Beispiel: „Ich bin Borderline gestört". Ich ließ mich einerseits auf diese Ebene ein, bot ihm aber an, auf einfache Weise zu sprechen. Es schien mir, als führe er einen Machtkampf mit mir und wolle austesten, ob ich mich darauf einließ. Es dauerte mehrere Sitzungen lang, bis er Vertrauen zu mir gewann und nicht mehr kämpfen musste. Das war der Moment, als er begann aus seinem Leben zu erzählen. Es war von Beginn an voller schrecklicher Erlebnisse und Enttäuschungen. Ich hörte ihm zu und es entstand eine stimmige Atmosphäre, geprägt von gegenseitigem Respekt. Ich fühlte mich verantwortlich auf der Suche nach gemeinsamen Schwingungen, die das Gespräch zum Fließen brachte. Am Ende eines solchen Gespräches meinte er: „Ich hätte nicht gedacht, dass man so gut hier reden kann."

An einem anderen Tag fühlte der Patient sich nach dem Gespräch „gut und toll, wieder Hinweise bekommen zu haben, weil ich doch momentan stimmungsmäßig so dahindümpel, latent depressiv, zwischen Optimismus und Angst, es nicht zu schaffen."

Sensibles Zuhören muss geübt werden, um an der Stimme und Sprache die verletzte Seele des anderen zu erkennen.

## 3.2 Poetische Sprache, die bewegen und verwandeln kann

### 3.2.1 Geschichten: vorlesen, erzählen
### Von Little Tree und anderen Menschen und Tieren

> *„Irgendwann im März, wenn die Indianerveilchen blühten, gingen wir in die Berge zum Kräutersammeln. Dann geschah es, dass der raue, kalte Winterwind für eine Sekunde umschlug. Leicht und lind wie eine Feder streichelte er einem übers Gesicht. Und er roch nach Erde. Dann wusste man – der Frühling war nah. Am nächsten Tag oder am übernächsten (wir wussten es nicht und reckten erwartungsvoll das Gesicht in die Luft) kam das streichelnde Lüftchen wieder. Es blieb etwas länger, es war noch lieblicher und duftete stärker.*
> *Im Bach brach das Eis, an den Berglehnen schmolz der Schnee und unzählige Gerinnsel plätscherten glucksend ins Tal..."*[7]

Die Sprache der Poesie hat eine eigene Gestalt. Man hört am Klang, wie der Bach in unzähligen Gerinnseln glucksend ins Tal plätschert. Sie wird zu einem klingenden Instrument, wie auch an der folgenden Stelle: „...dann geschah es, dass der raue kalte Winterwind für eine Sekunde umschlug." Die Sprache hat schon eine Kraft im Klang, dass die eigene Emotion der Vorlesenden zurücktreten kann. Der Text wird lebendig durch individuelle Stimmqualität der Vorlesenden, in Dauer und Tonhöhe, in Klangfarbe und rhythmischer Gliederung. Wie im Singen, so spielt auch hier im Lesen das Timbre der Stimme eine Rolle. Worte und Stimme können zu einem

---

7    Carter, Forrest, „Der Stern der Chirokee", S. 150/151 Omnibus Taschenbuch Verlag, München 1998

Klang-Ereignis werden, auch in dem weiteren Text: „wenn sich die Luft erwärmt und es zu regen beginnt, sprießen die Bergblumen in einer Pracht, als wären die Farben gleich eimerweise über die Berghänge gegossen worden". Die gesprochenen Worte leben von dem Klang der Stimme. Und die Worte und Sätze müssen tönen, denn jedes Wort hat seinen eigenen Klang.

Während die Alltagssprache eher einen monotonen Sprachduktus hat, klingt die Sprache der Poesie durch ihre eigene Gestalt. Die Stimme passt sich dem vorgegebenen Text an. In der Sprache der Poesie kann man wundervoll die Stimme in ihrem Klangreichtum ausschöpfen. Wenn das gelingt, kann es für den Zuhörenden ein Erlebnis werden, wie Kornelius Keulen – ein Autist – sein Hörerlebnis auf seinem Computer beschreibt: „...verhalten las er, leise und doch kraftvoll, seine stimme, fast ein flüstern, füllte den raum. die menschen hörten gespannt das sagenhafte sprechen, sagenhaft, er sagt wörter und sorgte für spannung im wort. welche freude! heraus sonderte er die pausen zwischen den wörtern und füllte sie mit atem. atem, der das gesagte in den raum trug und die seelenerwartungen erfüllte. das ist sprache. das ist sprechen, frisch sagt er wörter frisch klingen sie im raum."[8]

Die Lebendigkeit der poetischen Sprache kann in der Begegnung mit Menschen genutzt werden, die ihre Sprache verloren haben. Schwerkranke Menschen sind häufig sprachlos. Sie finden keine Worte für das, was sie in ihrem Leid bewegt. Den größten Teil ihres Lebens haben sie damit verbracht, sich über die Alltagssprache verständlich zu machen. Jetzt sind sie heraus gefallen aus diesem Alltag, und die Sprache hat ihre Gültigkeit verloren. Eine neue Sprache haben sie noch nicht gefunden, die Sprache ihrer Gefühle. In dieser Situation kann Poesie und Lyrik eine Chance sein, die noch unvertraute Sprache der eigenen Gefühle zu beleben. Die Bilder und Botschaften in der Poesie können die Sprachlosigkeit aufheben und in der therapeutischen Beziehung eine Brücke bilden. Im Schutz einer gelesenen oder erzählten Geschichte und eingebunden in das Geschehen, hat der Lauschende die Möglichkeit, seinen Gefühlen Leben zu geben. Die Härte der Fakten in der Geschichte wird weder verleugnet noch schön geredet, aber sie verwandelt sich in Hoffnung und Zuversicht.

Um eine Geschichte lebendig werden zu lassen, muss dem Vorlesenden der Inhalt gut vertraut sein. Eine intensive Beschäftigung vor der Begegnung muss dem eigentlichen Vorlesen voraus gegangen sein. Wie ein Schauspieler, der Texte rezitiert, seinen Text vorher lernt, studiert, so muss auch ein Vorlesender sich mit dem Text verbinden, ihn oftmals laut lesen, so, dass er ihn schließlich souverän beherrscht. Er muss ihn in der Weise vorbereiten, dass er ihn annähernd auswendig lesen kann. Nun könnte man meinen, dass es nicht so wichtig ist, eine Geschichte für eine therapeutische Intervention so genau zu kennen, doch das ist ein Irrtum. Gerade schwerkranke Patienten, die ihr bisheriges Leben verloren haben, sind sehr

---

8   Keulen, Konstantin und Kornelius und Kosog, Simone, „Zu niemandem ein Wort", S. 157, Piper, München, Zürich 2003

sensibel. Sie hören und empfinden mit den Signalen ihres Seins, ob der Vorlesende sich mit dem Text wahrhaftig verbindet und beim Vorlesen Verbindung zu ihm, dem Patienten aufnimmt. Das ist nur möglich, wenn dieser seine Instrumente – Stimme und Sprache – beherrscht. Nur dann kann man eine Geschichte verwandeln. Man kann improvisieren, Worte auslassen oder hinzufügen oder in einem Buch eine ganze Geschichte weglassen, wenn es die Situation in einer Begegnung mit einem schwerkranken Menschen erfordert.

Frau Mischonka – siehe Kapitel 2 „Klang" – war auf der intellektuellen Ebene eine sprachgewandte Frau, aber für ihre Gefühle hatte sie keine Sprache. So dachte ich, mit der poetischen Sprache ihr helfen zu können, Gefühle zuzulassen, ohne sich bedrängt zu fühlen, sie artikulieren zu müssen.

Nach dem ersten Kontakt mit ihr – wie schon im genannten Kapitel 2 „Klang" beschrieben – entschied ich mich, das Buch „Der Stern der Chirokee"[9] vorzulesen. Ich versuchte, jeder Geschichte im Lesen gerecht zu werden, jeder Stimmung gab ich ihre individuelle Melodie. Ich hatte das Buch vorher gründlich und mehrmals laut gelesen. So war ich während des Vorlesens imstande, meinen Blick hin und wieder auf die Patientin zu richten, um zu sehen, wie sie reagierte. Manchmal zog sie die Stirn kraus, manchmal lächelte sie oder sie schlief ein. Zwischen ihr und mir und den Figuren der Geschichten entstand eine Dreiheit, geprägt von Einstimmigkeit. Ich dachte, dass Frau Mischonka beim Vorlesen dieser und weiterer Naturereignisse vielleicht gedanklich auf Wanderschaft gehen würde. Und ich hoffte, sie könnte die Zuwendung im Vorlesen genießen.

Die erste Geschichte in diesem Buch beginnt wie folgt: „Ma lebte nur noch ein Jahr, nachdem Pa tot war und deshalb kam ich, als ich fünf war, zu Granma und Granpa...". Es lag nah, dass ich diese erste Geschichte dahingehend veränderte und verkürzte, dass nicht der Tod von Mutter und Vater im Vordergrund standen. Denn Frau Mischonka war Mutter von zwei Söhnen und selber schwerkrank. Da diese Geschichte aber so wunderbare Stellen aufweist, wollte ich sie nicht ganz auslassen. Also erzählte ich kurz, dass eines Tages Granma und Granpa sich entschlossen, Little Tree zu sich zu holen, und las an einer Stelle weiter, wo die drei sich auf den Weg machen.

Frau Mischonka merkte wohl, dass ich die erste Geschichte nicht ganz vorlas, aber sie fragte nicht nach dem Grund. Später, als wir das Buch zu Ende gelesen hatten, wollte sie die erste Geschichte hören. Es war zu dem Zeitpunkt, als die Patientin wusste, dass sie in absehbarer Zeit sterben würde.

Geschichten und ihre Figuren können das innere Bild eines Menschen verändern, wenn dieser bereit ist, sich auf die Bilder einzulassen.

---

9    Carter, Forrest, „Der Stern der Chirokee", Omnibus Verlagsgruppe Random House, München 1996

Eine weitere Blutuntersuchung bei Frau Mischonka hatte ergeben, dass die Leukämie trotz zahlreicher Chemotherapien nicht zurückgegangen war. Die Krankheit war weiterhin im Verlauf sehr aggressiv. Die Ärzte erklärten der Patientin, dass sie nichts mehr für sie tun könnten. Mir teilte ein Arzt diese Prognose mit, bevor ich an diesem Tag die Patientin besuchte, und mir bangte vor der Begegnung. Wie hatte sie diese Hiobsbotschaft aufgenommen? So fragte ich mich, und wie würde es mir möglich sein, sie in dieser Zeit zu begleiten? Darum war meine Überraschung groß, als ich zu ihr kam. Sie saß in ihrem Bett und schien ruhig und gefasst zu sein. Und dann sagte sie, dass sie selber sehr verwundert sei, wie gelassen sie sich fühle, habe sie doch eben ihr „Todesurteil" bekommen. Sie erklärte diesen Zustand so: „Wissen Sie was, die Geschichten von Little Tree waren die Vorbereitungen auf diese Zeit und auf den Tod. Da ist so viel Weisheit drin. Am Anfang konnte ich die Geschichten ja nicht hören, aber dann war es so schön."

Die Sprache der Poesie bietet inhaltlich große Möglichkeiten von Assoziationen. Trifft man den richtigen Text, so können Patienten mit dem Gelesenen Erlebnisse und Ereignisse aus ihrem Leben verbinden. Gerade das oben genannte Buch mit den einzelnen Geschichten, die so reich an Farben und Tönen in der Beschreibung sind, lädt ein, seine eigenen Erlebnisse und Erfahrungen zu assoziieren. Aber im Vorlesen muss es gelingen, die Worte in Fluss zu bringen, um sie lebendig werden zu lassen. Habe ich mir die Geschichte vorher zueigen gemacht, dann ist es mir möglich, mit ihr in Ausdruck, Klang und Rhythmus wie auf einem Instrument zu spielen.

Einer jungen Patientin las ich ebenfalls eine Geschichte aus dem Buch „Der Stern der Chirokee" vor. Sie hatte musikalische Interventionen mit gesungenen Tönen abgelehnt, und auch zu einem Gespräch war sie nicht bereit. Ich hoffte, dass sie die poetische Sprache eher zulassen könne. Sie willigte ein. Aus dem Buch wählte ich eine Geschichte, die sich im Winter zutrug. Auch in der realen Situation hatten wir diese Jahreszeit: „Der Herbst war in den Bergen von Tennessee zu Ende gegangen. Der Wind biss die allerletzten Blätter von Hickory und Eiche. Mit seinem Sohn war er an diesem Winternachmittag noch einmal das Tal bis etwa zur Hälfte hinab gegangen. Dass er die Berge nicht mehr erklimmen konnte, mochte er nicht zugeben..."[10]
Als ich zu Ende gelesen hatte, begann die Patientin zu erzählen: Sie habe an der Stelle am Ende „einen Kloß im Hals" gehabt in Erinnerung daran, wie sie Abschied vom Schwarzwald und von ihren Freunden hatte nehmen müssen. Aber meine Stimme sei so beruhigend gewesen, dass sie richtig „ein wenig weg" gewesen sei und „alles genau vor Augen" habe sehen können. Sie hatte sich auf die Wanderschaft in Bildern einlassen können, was ich bei der scheuen jungen Frau als großen Vertrauensbeweis ansah.

10  Carter, Forrest, „Der Stern der Chirokee", S. 74

Einer anderen Patientin las ich aus einem Buch vor, das zur Weihnachtszeit oftmals gern gehört wird. „Marias kleiner Esel"[11]. In dem Buch geht es um einen störrischen Esel, der sich in ein sanftmütiges Tier verwandelte, als Maria ihn von Josef geschenkt bekommt. Es wird erzählt, dass Josef und Maria arme Leute waren, die sich keinen teuren Esel leisten konnten. Frau Berner wollte diese Geschichten hören, weil es um die Armut dieser Menschen ging. Und das erinnerte sie an ihre eigene Lebensgeschichte. Sie war als Kind und auch noch als Erwachsene arm gewesen. Die Realität der Armut in der Geschichte verwandelte sich in eine friedliche, tröstende Szene durch die Liebe der kleinen Familie von Maria und Josef mit dem Kind und Marias Glück über den Esel. Ich hoffte, dass Frau Berner etwas von dieser Stimmung aufnehmen konnte.

Wenn man die richtige Geschichte für die jeweilige Situation und Stimmung eines kranken Menschen findet, dann schafft die Geschichte eine Verbindung zu der eigenen Situation. Und eine Geschichte kann mit ihrer Welt von Bildern und Tönen den Kranken für die Zeit des Vortrages aus dem realistischen, oftmals unerträglichen Dasein im Krankenhaus herausheben. Das Spiel mit der Sprache kann wie ein kleines Theaterstück sein, in dem einzelne Figuren hin- und herlaufen. Man kann ihnen mit der Stimme in Ausdruck, Klang und Rhythmus Leben einhauchen. Das gelang mir mit einer Geschichte von der Nachtigall

Frau Heim litt unter heftigen Allergien, als Nebenwirkung auf die Chemotherapie. Ich hatte sie schon bei ihren letzten Aufenthalten im Krankenhaus begleitet. Wenn es ihr schlecht gegangen war, hatte sie immer versucht, es mit Lächeln zu überspielen. Aber nun gelang es ihr nicht mehr. Erschöpft lag sie in ihren Kissen und fühlte sich für ein Gespräch zu schwach. Darum bot ich ihr an, die Geschichte von der Nachtigall vorzulesen. Mein Ziel war, sie in Geist und Seele in eine andere Welt zu führen, einer Welt, die nichts mit ihrem Dasein im Krankenhaus zu tun hatte.

Die Geschichte erzählt, wie Gott und sein Engel Gabriel am siebten Schöpfungstag das Werk Gottes betrachten. Und Gott stellt fest, dass die Vögel alle einheitlich grau sind und darum sehr langweilig. So fasst er den Plan, ihr Gefieder mit Farbe anzumalen. Gabriel soll Farben und Schnäbel herbeischaffen und alle Vögel der Welt zusammenrufen. Und dann bekam jeder Vogel seine Farben, die er sich wünschte, und einen Schnabel konnte er sich auch aussuchen. Als Gott und Gabriel glaubten, ihr Werk sei vollendet, flatterte ein kleiner brauner Vogel im Gebüsch. Man hatte vergessen, ihn zu benachrichtigen, so zwitscherte er aufgeregt. Aber alle Farben waren aufgebraucht bis auf einen goldenen Farbtupfer an der Spitze des Pinsels. Gott bat nun den Vogel, er möge seinen Schnabel öffnen. Und er berührte die Kehle des kleinen Vogels mit der Spitze des Pinsels. Erschrocken flog er davon. Aber kurz darauf erklang der wunderbarste Gesang, den man jemals zuvor gehört hatte. Seitdem heißt es, dass die Nachtigall Gold auf ihrer Kehle hat.

---

11  Sehlin, Gunhild, „Marias kleiner Esel", Deutscher Taschenbuch Verlag, München 1972

Ich hatte die Geschichte durch meine Vorarbeit und durch häufiges Vorlesen so verinnerlicht, dass ich sie beinahe auswendig konnte. Auf diese Weise konnte ich zu Frau Heim intensiven Kontakt während des Lesens halten. Es war beinahe wie Erzählen mit Hilfe des vorliegenden Textes.

Mit geschlossenen Augen hatte Frau Heim gelauscht. Am Ende dauerte es einen Moment, bis sie in die Realität des Krankenzimmers zurückkehrte. Mit einem Seufzer sagte sie: „Ich habe die Geschichte auf mich bezogen. Der liebe Gott hat alle Tiere bedacht, und auch die kleine Nachtigall nicht vergessen, dann wird er auch mich nicht vergessen." Sie weinte und fügte hinzu: „Und wenn es wieder besser geht, werden sie auch für mich singen. Ich habe ja auch im Chor gesungen und zuhause trällere ich auch. Und im Michel war es auch so schön."

Mir schien, als wolle sie sich die gute Welt aus der Geschichte noch bewahren.

Viele Menschen, denen ich in der Zeit ihrer Erkrankung begegnet bin, haben ihr bisheriges Leben reflektiert. Einige bekamen die Zeit und Chance, eine Art von Neubeginn im Leben zu starten und ihre eigene individuelle Lebensweise wieder zu finden. Als Therapeuten können wir zum Gelingen der neuen Lebensform beitragen, wenn wir jeden Menschen in seiner Individualität wahrnehmen, respektieren und ermutigen, als einzigartiger Mensch zu leben.

Aber häufig trifft man Menschen, die die Hoffnung verloren haben, jemals ein Leben zu führen, dass sie sich einmal gewünscht haben. Ein Leben, das ihnen Freude macht und sie für sinnvoll erachten. Diese Hoffnungslosigkeit kann zu einem ungeheuren emotionalen Stress führen.

Frau Binder war zur Zeit unserer Begegnung 35 Jahre alt. Wie sie erzählte, hatte sie bis zum Zeitpunkt ihrer Erkrankung unter großem Stress gelitten und war darüber schwer krank geworden. Schon lange Zeit hatte sie sich unter Leistungsdruck befunden und sehnte sich – wie sie es formulierte – „zurück zu mir in die Freiheit". Sie hatte immer „geschuftet" und sich selber „dabei verloren" und hatte keine Zeit mehr für sich gehabt. Sie getraute sich zu äußern, dass sie „richtig froh" sei, so krank geworden zu sein, sonst hätte sie es nie geschafft, zur Besinnung zu kommen, so glaubte sie.

Während ihres akuten Krankheitszustandes ging es in unseren gemeinsamen Stunden nicht darum, Ursachen zu suchen, die zu diesem Verlust ihrer individuellen Lebendigkeit geführt hatten. Es ging darum, gemeinsam Quellen zu finden, die ihr Freude bereiteten und sie herausführten aus dem unerträglichen realen Zustand. Ich wollte ihr mit meinen kreativen Medien dabei helfen. Weil die Sprache ihr doch vertrauter war als das Singen, bot ich ihr an, Geschichten vorzulesen. Ich dachte an Geschichten, die ihr Bestätigung geben könnten auf der Suche nach ihrem individuellen Weg, heraus aus der Fremdbestimmung.

Ich wählte das Buch „Ein Strand meiner Träume." An einer Stelle im Buch heißt es: „...Sie können beiseite treten und anfangen, die Person zu sein, die Sie sein möchten. Sie brauchen das Spiel der anderen nicht mitzuspielen."[12] Dieser Text überzeugte mich, dass der weitere Inhalt hilfreich und vielleicht wegweisend für die Patientin sein könnte. Ihre Reaktion gab mir die Bestätigung. Die Worte im poetischen klaren Stil geschrieben, schienen für sie geradezu geschaffen und wurden zu einem lebendigen Dritten zwischen ihr und mir. Frau Binder löste sich aus ihrer Verzweiflung und wagte auf das Gelingen eines Neuanfanges zu hoffen, dem Weg zu sich selbst.

Sie saugte den Text förmlich auf. An einigen Stellen weinte sie. Manche Stellen kommentierte sie mit „stimmt genau". Am Ende des Buches fand sie einen Satz besonders schön. Er lautet: „Solange ihr Herz offen ist für die Wahrheit, werden sie den Strand ihrer Träume finden." Ich schrieb ihn auf eine Photokarte, die sie immer auf ihrem Nachtisch stehen hatte. Der Inhalt des Buches hatte in ihr die Hoffnung geweckt, dass sie die Kraft haben würde, ihr Leben zu verändern. Sie nahm sich vor, freundlicher im Umgang mit sich selber zu sein, wusste aber noch nicht so genau, wo sie anfangen sollte. Ich gab ihr die Anregung, Beispiele aufzuschreiben, bei denen es ihr schon gelungen war.

Nach ihrer Entlassung blieben wir sporadisch in Kontakt durch Briefe und Telefonate. Es brauchte eine lange Zeit und viel Geduld, bis sie die Erkrankung überwunden hatte. Aber ihre Veränderung auf dem Weg zu sich selbst hatte schon begonnen. Eines Tages schrieb sie mir, dass sie sich als erstes ein neues rotes Fahrrad gekauft habe, was sie sich schon immer gewünscht hatte.

## Geschichten erzählen

In jedem Moment unseres Lebens entsteht eine neue Geschichte, und nimmt man eine Geschichte aus der Vergangenheit erzählender Weise in die Gegenwart, so kann an diese erlebte Geschichte sich eine weitere Geschichte anfügen.

Wenn der richtige Moment erfasst wird, in dem der Zuhörer bereit ist, die Geschichte aufzunehmen, dann wird die poetische Sprache durch Erzählen zum Klang. Der fremde Text muss in Stimme und Ausdruck zum eigenen Text gestaltet werden. Im Gelingen des Erzählens zeigt sich, wie Geschichten für den seelisch-labilen, weil körperlich kranken Menschen wichtig sein können. Es ist Lebensnahrung für den lebendigen Fluss von Geist und Seele des Patienten in einer häufig emotionsarmen Umwelt des Krankenhauses. Das Erzählen von Geschichten ermöglicht dem Zuhörenden, für diese Momente aus der realen Situation mental herauszugehen.

Wenn die Geschichte sich in der Vergangenheit abgespielt hat, muss sie im Erzählen in die Gegenwart geholt werden und mit der realen Situation und dem Menschen, für den sie in diesem Moment bestimmt ist, zu tun haben.

---

12  Bambaren, Sergio, „Ein Strand für meine Träume" S. 44, Piper Verlag, München Zürich 1999

Die erzählte Geschichte wird in der Begegnung mit dem anderen zu einer emotional gelebten Geschichte und lässt Raum für eine neue Geschichte, die die Patientin, motiviert durch das Gehörte, aus ihrem Leben beiträgt.

Es gibt Geschichten, die allgemein gültig sind, aber in verschiedenen Momenten, an unterschiedlichen Orten, bei Menschen unterschiedliche Reaktionen auslösen.

Jedes Mal kann die erzählte Geschichte zu einer eigenen Geschichte werden. So geschah es mit der von mir erfundenen Geschichte von der Raupe.

Ich kannte die Patientin schon eine Weile. Sie war eine schüchterne junge Frau voller Hemmungen. An diesem Tag saß sie wieder in meinem Therapieraum und erzählte, wie es ihr seit unserem letzten Treffen ergangen war. Als ich den Eindruck hatte, dass sie vom vielen Reden und Nachdenken erschöpft war, bot ich ihr an, eine Geschichte zu erzählen. In den vorhergehenden Begegnungen hatte ich die Erfahrung gemacht, dass sie sehr empfänglich für Geschichten war. Ich begann also von der Raupe zu erzählen und bemühte mich, mit Stimme und Ausmalung der einzelnen Szenen die Geschichte zu lebendigen Bildern werden zu lassen. Ich sah sie dabei an und hob oder senkte meine Stimme, machte kleine Atempausen zwischen den Sätzen, je nachdem, wie ich ihre Reaktionen wahrnahm. Sie schien sehr bewegt zu sein und am Ende der Geschichte sagte sie mit Tränen in der Augen: „Das bin ich, ich werde ein wunderschöner Schmetterling sein. Jetzt schlafe ich noch. Der Schlaf ist die Verwandlung. Vorher war ich eine Raupe, die ihre Beinchen verlor." Sie habe inzwischen gelernt, den Menschen in die Augen zu sehen, ohne irritiert zu sein. Sie erzählte, dass sie Pläne für die Zukunft schmieden würde. Demnächst würde sie zur Kur fahren, weit weg von ihrer Mutter und ihrem bisherigen Zuhause. Während sie erzählte, hatte ich den Eindruck, dass ihre Verwandlung von der Raupe in den Schmetterling schon begonnen hatte.

Im Wiedergeben einer Geschichte hat man in der Gestaltung alle Freiheiten, Worte und Sätze hinzuzufügen oder wegzulassen. Damit im Erzählen der Atemstrom von Ein- und Ausatmen in rhythmischer Stimmigkeit gelingt, muss zwischen den Sätzen innegehalten werden. Durch die kurzen Pausen wird die Intensität gesteigert und das zuvor Erzählte kann nachklingen. Pausen zwischen Worten und Sätzen sind ebenso wichtig wie die Worte selbst. Sie müssen zugelassen werden, damit der Spannungsbogen von dem eben Erzählten zum Neuen gehalten wird. Der Zuhörende hat auf diese Weise die Möglichkeit, Gedankengänge zu sortieren, die durch das eben Gehörte entstanden sind und die erlebten Bilder haben Raum, verarbeitet zu werden. Die Erzählende sortiert in den Pausen ebenfalls die erzählten Bilder. Sie kann die Momente des Innehaltens nutzen, um in der stummen Hinwendung an die Zuhörerin deren Gedanken zu lesen und ihre Gefühle wahrzunehmen. Aus diesen Erkenntnissen gestaltet sich der weitere Verlauf der Geschichte. Vielleicht kann der Text verkürzt werden, weil die Patientin müde ist, oder Spannung muss aus der Geschichte heraus genommen werden. Die Stimme muss leiser, die Worte neutraler gesprochen werden. Oder man verändert die Geschichte im Hinblick auf ein gutes Ende, das die Patientin herbeisehnt.

Wenn die Bilder in einer Geschichte Emotionen wecken, so kann das ein oder andere Bild hervorgehoben werden, um diese Gefühle zu vertiefen und lebendig werden zu lassen. Auch durch Pausen kann eine Stimmung, die entstanden ist, intensiviert werden. Nur im Erzählen hat man diesen Reichtum an Gestaltungsmöglichkeiten. Es setzt Virtuosität voraus, die nur erworben werden kann durch intensives Üben mit der eigenen Stimme am Text. Ebenfalls wichtig ist, dass man authentisch ist mit dem Text, den man erzählt. Wenn alle Bedingungen erfüllt sind, kann das Erzählen ein musikalisches Werk mit Worten sein.

Auch im Erzählen spielt die Stimme in Klang, Ton und Ausdruck eine wichtige Rolle. Da das Erzählen in unmittelbarem Blickkontakt mit dem Zuhörenden stattfindet, also kein Buch den Lesenden an die Zeilen bindet, hat man viel Freiheit, mit der eigenen Stimme zu spielen, die Figuren zu gestalten und diese zum Leben zu erwecken, so wie es stimmig ist für den Zuhörenden.

Für Frau Berner wählte ich die Geschichte von der Nachtigall aus, die mir an Gestaltungsmöglichkeit viel Freiraum ließ. Es ging ihr an dem Tag unserer Begegnung nicht gut. Sie sollte nach Hause entlassen werden und hatte Angst davor. Wir redeten eine Weile über ihre Not. Sie war traurig und verzweifelt. Als ich merkte, dass sie müde wurde, bot ich ihr die Geschichte an. Manchmal ist es eher möglich, Trost und Ruhe durch poetische Sprache in einer Geschichte zu vermitteln als durch ein direktes Gespräch. Ich versuchte eine Atmosphäre von Licht und Schönheit durch Lautmalerei und farbige Wortbilder zu kreieren. Während ich erzählte, lächelte Frau Berner bei der einen oder anderen Szene. Das zeigte mir, sie war eingetaucht in die Welt von Gottvater, Gabriel und den Vögeln. Am Ende war es für einen Moment still. Mit ihrem Blick schien sie noch in der letzten Szene zu verharren, als sie sagte: „So wie der liebe Gott die Nachtigall nicht vergessen hat, so wird er auch mich nicht vergessen." Und dann fügte sie noch hinzu: „Schön ist die Geschichte, danke!"

Eine Geschichte kann sich in eigene Erfahrungen und Erinnerungen einfügen. Um dann wiederum eigene Erinnerungen zu beleben. In dem Moment des Erzählens eigener Erlebnisse entfaltet sich diese Geschichte neu und kann von Patientin und Therapeutin gemeinsam erneut erlebt werden. Daraus kann sich wiederum eine neue Geschichte entfalten.

So erlebte ich es in der Begegnung mit Frau Daman. Sie war zu der Zeit schwer krank und bis auf ihre Hände bewegungsunfähig.

Umso mehr wartete sie auf meinen Besuch und liebte es, wenn wir sangen oder ich Geschichten erzählte.

An diesem Tag waren wir auf ihre Sehnsucht nach dem Meer gekommen. Wir tauschten uns aus über unsere Erlebnisse mit Meer, Sonne, Wellen, die immer so schön schwatzen, über Krebse und Muscheln. Sie war fröhlich und hatte die gute Gabe von Phantasie und Humor. Wir kamen darauf, dass man selber Geschichten erfinden kann, und dass sie das auch könnte, wie sie sagte. Aber in diesem Moment fiel ihr keine ein. Wir redeten noch ein bisschen über das Meer. Als sie müde wurde, schlug ich vor, eine Geschichte zu erzählen. Trotz ihres Zustandes und ihrer Müdigkeit war sie in guter Stimmung. Die Erinnerung an die Bilder des Meeres hatten sie herausgetragen aus der realen Lage. Ich wählte eine skurril lustige Geschichte, weil Frau Daman Sinn für Skurrilität und Witz hatte. „Die Katze im Meer"[13]:

Es geht um die Katze, die am Strand spazieren geht. Und wie Katzen nun mal neugierig sind, nähert sie sich einer großen Schildkröte, die am Strand entlang geht. Diese ist von den Meeresbewohnern beauftragt, eine Katze einzufangen, um deren Leber zu bekommen... Frau Daman war mit ihrer lebhaften Phantasie in die Geschichte eingetaucht. Ständig gab sie Kommentare. Dieser besondere Dialog zwischen ihr und mir schaffte eine fröhliche Atmosphäre, fernab von dem, was sonst so geschah in diesem Krankenzimmer. Sie fand die Geschichte „sehr lustig" und „skurril" und meinte, dass ich auch ein „ganz klein wenig verrückt sei". Das Kompliment freute mich. Ich gab zu, dass mir verrücktsein gefallen würde. Durch die Geschichte angeregt, fielen ihr lauter „Döntjes" aus der Schulzeit ein und sie erzählte sehr lebendig. Unter anderem berichtete sie von zwei Episoden, die in der Realität lustig gewesen waren. Wir konnten aber in diesem Moment nicht so recht darüber lachen. Sie begründete es damit, dass sie in ihrer momentanen Situation nicht so lustig erzählen könnte. Die reale Situation lag ihr doch zu schwer auf der Seele. Ich hatte den Eindruck, dass Frau Daman noch viele Geschichten dieser Art kannte, und dachte, wenn sie ein Buch über ihr Leben schreiben würde, dann wäre es gut zu lesen. Als es Zeit war, mich zu verabschieden, bat ich sie, in ihrer Erinnerung weiterhin nach Geschichten zu suchen, damit wir am nächsten Tag anknüpfen könnten, wo wir jetzt aufhören mussten.

Eine erzählte Geschichte in der poetischen Sprache kann Schutzraum geben in einem Lebensabschnitt, der so schmerzlich ist, dass die deutlich ausgesprochenen Worte den Schmerz vergrößern könnten. Eine Geschichte an Stelle von erklärenden Worten kann ein Lebensthema objektivieren und trotzdem in der Beziehung von Therapeutin und Patienten zum stimmigen Dialog werden. So war es mit dem Thema Sterben, als ich Fabian begleitete.

Über seinen Leidensweg und sein Sterben schrieb ich bereits im Kapitel 2 „Klang". Hier schreibe ich nun ausführlicher über die Geschichte vom Kleinen Prinzen, wie ich sie in kindlicher und anschaulicher Weise Fabian erzählt habe.

„Es war einmal ein kleiner Junge. Er war, wie viele andere kleine Kinder, im Himmel und sah von oben herab auf die Erde. Jeden Abend hatten sie alle einen Stern zu putzen, der irgendeinem Menschen auf der Erde gehörte. Der kleine Prinz wünschte sich so sehr, Menschen auf der Erde zu treffen, um dort Freunde zu fin-

13  Adams, Richard, „Der eiserne Wolf", S. 12, Kiepenheuer & Witsch, Köln, 1980

den. Und so stand er eines Tages mitten auf der Erde, gerade als die Sonne aufging. Zuerst begegnete er einer wunderschönen Rose, in die er sich verliebte. Sie war ganz verschlafen und ihre Blätter waren noch ungeordnet. – Er ging dann weiter, und in der Nacht traf er einen kleinen Fuchs und fragte ihn, ob er sein Freund sein wolle. Dieser war einverstanden, und der kleine Prinz wanderte weiter. Er traf einen Nachtwächter, der die Laternen anzündete und keine Zeit hatte. Drei Tage und drei Nächte ging der kleine Prinz über die Erde, bis er in die Wüste kam, dort traf er einen Mann, der sein Flugzeug reparierte. Was machst Du da, fragte der kleine Prinz, und der Mann antwortete ihm. Und als der kleine Prinz viele weitere Fragen stellte, gab der Mann ihm immer Antwort, ohne ungeduldig zu werden, wie er es bei den anderen Menschen erlebt hatte. Und dann fragte er den Mann: „Willst du mein Freund sein?" Der Mann freute sich und stimmte zu, sein Freund zu sein. Nun, da er endlich einen Menschenfreund gefunden hatte, verabschiedete sich der kleine Prinz von ihm. Der Mann war traurig und wollte nicht, dass er geht, aber der kleine Prinz erwiderte, dass im Himmel die anderen auf ihn warten würden. Und dann sagte er ihm, dass er am Abend an den Himmel schauen soll, dort würde er einen besonders glänzenden Stern sehen, das sei sein Stern, den er, der kleine Prinz, für ihn geputzt habe – jeden Abend neu. Dann sagte er ade und ging davon, zurück in den Himmel.

Fabian hatte still zugehört. Manchmal gab er seine Kommentare, so auch am Ende der Geschichte: „Ich habe auch schon viele blanke Sterne gesehen, aber meinen habe ich noch nicht gefunden." Nach einem kurzen Innehalten fügte er hinzu: „Im Himmel gibt es viel mehr Menschen als auf der Erde, auch kleine Menschen." Ich war sehr berührt von seiner Art, über seinen Abschied von der Erde zu sprechen. Und nichts musste hinzugefügt werden an erklärenden Worten.

## 3.3   Gedichte: Worte, weit wie der Himmel

> *„Das Gefieder der Sprache streicheln*
> *Worte sind Vögel*
> *Mit ihnen*
> *davonfliegen."*[14]

Eine Geschichte ist veränderbar, wenn man sie vorliest oder erzählt. Ein Gedicht steht in seiner Form, ist nicht zu verändern oder abzuwandeln, verändert sich nur als Wirkung, als Erlebnis bei jedem Menschen, abhängig von der Gefühlslage, von

---

14  Domin, Hilde, „Abel steh auf", S. 36, Reclam, Stuttgart 1979

der Bereitschaft, sich darauf einzulassen, von der Lebensgeschichte und von der gegenwärtigen Lebenslage.

Wir sprachen von Einsamkeit und von „gegen den Strom schwimmen". Der Patient, 45 Jahre alt, empfand sich selbst als „eigenwillig" und von daher einsam und schon von Hause aus heimatlos. „Ich habe kein Vaterhaus und habe auch keines verloren; / meine Mutter hat mich in die Welt hinaus geboren. / Da steh ich nun in der Welt und geh in die Welt immer tiefer hinein, / und habe mein Glück und habe mein Weh / und habe jedes allein..."[15] Bis hierher las ich ihm dieses Gedicht von Rilke vor. Es passe zu seinem Leben, meinte er. Und in seinem Alleingang im Leben war er durch dieses Gedicht in diesem Moment des Vorlesens nicht mehr allein. Der Dichter verbindet sich in seinen Gedanken mit ihm, und Herr Born erfuhr, dass sein eigenes Erleben auch anderen widerfährt. Er fühlte sich mit Rilke und mit mir, als Vortragende, und mit den Menschen, denen das Gedicht auch etwas sagte, verbunden. „Wir gehören zur Subkultur, weil wir selbstständig sind", sagte er. Diese Momente des gemeinsamen Sinnierens über das Gedicht empfand er als Freiheit, die wie eine Insel auftauchte inmitten der Geschäftigkeit im Krankenhausalltag. Immer wieder hatte er in dieser Zeit das Gefühl, seine Identität zu verlieren. Deshalb waren für ihn solche Stunden im geschützten Therapieraum mit Musik und Lyrik unentbehrlich. Ich las einen weiteren Prosatext von Rilke über das Alleinsein: „Ich weiß, dass ich mein Leben nicht heraus schneiden kann aus den Schicksalen, mit denen es verwachsen ist. Aber ich muss die Kraft finden, es ganz, wie es ist, mit allem, in eine Ruhe hinein zu heben, in eine Einsamkeit, in die Stille tiefer Arbeitstage."[16] Wiederum fühlte sich Herr Born mit den Gedanken von R. M. Rilke tief verbunden und bat um den Text. Um dem Patienten diese Momente der Freiheit weiterhin zu ermöglichen, suchte ich weitere Gedichte, die seine Individualität stärkten. Damit es ihm nicht so ging, wie Rose Ausländer schreibt: „Ich habe mich vergessen / irgendwo / ist mein Name / liegen geblieben..."[17]

Gedichte sind Kunstwerke, in denen für Momente der Sprachmelodie die Zeit stehen bleibt. Es ist eine Konzentration auf wesentliche, oft sparsame Worte, die das ganze Dasein in diesem Augenblick umfassen können. Gerade im Betrieb einer Universitätsklinik, in der der einzelne Mensch häufig zum „Fall" wird, können sie die Identität eines Patienten unterstützen.

Herr Born, der selber ein Instrument spielte und Mitglied einer irischen Band war, hatte ein Empfinden für die musikalische Sprache in der Lyrik, und er wollte zurückfinden zu seiner ursprünglichen Kraft, „gegen den Strom zu schwimmen". Mit dem Rezitieren von Gedichten unterstützte ich ihn in seinem Wunsch.

Ein anderes Mal erwähnte er im Gespräch, wie schwer es sei, belastet mit Krankheit, eingepfercht in Raum und Zeitablauf dieses Krankenhauses, nicht „ab-

---

15  Rilke, Rainer Maria, „Vom Alleinsein", S. 19, Insel, Leipzig 1992
16  Rilke, Rainer Maria, „Vom Alleinsein", S. 19, Insel, Leipzig 1992
17  Ausländer, Rose, „Der Traum hat offene Augen", Fischer, Frankfurt 1987

zurutschen" in der Stimmung, und als er das sagte, war er schon abgerutscht. Ich rezitierte das Gedicht „Hoffnung" von R. Ausländer: „Das erinnerte Heim im Vergangenen. / Dein gebrochenes Jetzt / hinkt / in die Hoffnung, / vielleicht wieder / ein menschlich bewohnbarer Raum".[18] „Ja, genauso ist es", meinte er. Wir konnten dieses Gefühl eingefasst in diesen Zeilen so stehen lassen. Ich las noch ein weiteres Gedicht von der gleichen Verfasserin: „Wir haben Rosen/ gepflanzt, / es wurden Dornen. / Der Gärtner tröstet uns / die Rosen schlafen / man muss auch / seine Dornenzeit lieben."[19] „Schwer ist das", sagte er lächelnd.

Mit einem Gedicht können ungeordnete Gedanken und Gefühle in wenigen Worten zu einer Ordnung zusammengefasst werden, wenn man sich die Zeit nimmt innezuhalten, um den Zeilen zu lauschen und ihnen nachzuhören.

Herr Lehn produzierte eine Fülle von Worten, um die Leere in seinem Leben zu beschreiben, was er nicht oder nie getan, was er verpasst hatte, was er gern tun würde, aber doch sich nicht traute, zu tun. „Ich weiß, ich muss etwas für mich tun und meine Wohnung ist auch ziemlich leer... Ich muss zukunftsorientiert denken...", so redete er atemlos. Mich sprang diese Fülle der Gedanken über die Leere seines Daseins im Hier und Jetzt an. Seinen Redefluss versuchte ich mit einem Gedicht aufzuhalten, dessen Zeilen, wie ich glaubte, seine Gedanken auf den Punkt brachten.

„Genau von der Mitte der Decke / in einem leeren leeren Zimmer / ohne Tisch und Stuhl und Bett / in einem leeren leeren Zimmer / mit verschlossenen Fenstern / und verschlossener Türe / pendelt von der Mitte der Decke / genau von der Mitte der Decke / an einer langen, langen Schnur der Schlüssel des Zimmers / langsam hin und her."[20]

Ich artikulierte die Worte genau, die einzelne Szenen widerspiegelnd, mit kurzen Pausen nach jeweils jeder Zeile.

Am Ende sagte Herr Lehn mit Verwunderung in der Stimme: „Das passt ja genau auf mich." Ob auf sein Inneres oder Äußeres, fragte ich. Seine Antwort: „Hoffentlich nur auf mein Inneres."

Das Gedicht war ein Spiegelbild seines Inneren. „Meine Wohnung ist auch ziemlich leer" fügte er noch hinzu. Die Unmittelbarkeit der Worte zwang ihn, in diesem Moment zu sein. Er konnte nicht, wie sonst üblich, in die Vergangenheit fliehen, um zu hadern über nicht Getanes, oder in die Zukunft, um irreale Pläne zu schmieden. Das Gedicht half ihm, die Wirklichkeit seines Seins in der Gegenwart zu begreifen. Weil er gedanklich immer in der Vergangenheit oder Zukunft lebte, drohte er seine Identität zu verlieren. In diesen Momenten fand er sie für diesen Augenblick wieder.

In der nächsten Stunde erzählte er, dass er den Schlüssel von der Mitte des Zimmers schon mal in die Hand genommen habe. Er habe schon mal aufgeschlossen

18  Ausländer, Rose, „Der Traum hat offene Augen", S. 35, Fischer, Frankfurt 1987
19  Ausländer, Rose, „Der Traum hat offene Augen", S. 88, Fischer, Frankfurt 1987
20  Arp, Hans, „Gesammelte Gedichte 1957–1966", S. 43, Die Arche, Zürich 1984

und die Tür aufgemacht. Aber er wisse, dass er Hilfe brauche, um durch die Tür zu gehen.

Er hatte Humor und Sinn für sarkastisch komische Texte und meinte, dass man ohne diese Eigenschaften den Krankenhausalltag nicht überleben könne, ohne Schaden zu nehmen. Um seine eigene Kreativität anzuregen, las ich Gedichte von Ringelnatz, z. B. „Heimatlose."[21] Wir lachten gemeinsam. Seine Lebensgeister wurden auch durch diese Texte geweckt. Nach einigen Stunden mit Gesprächen und dem Hören von Gedichten freute er sich, es geschafft zu haben, zwei Stunden an einem Ort zu sein, wo „das Leben stattfindet", wie er es nannte. Hatte er doch zu Beginn unserer Treffen gesagt, dass ihn das alles gar nichts anginge und er über seinen Tod nachdenken würde. Nun äußerte er, dass er daran glaube, dass er leben werde.

Das Gedicht kann als ein Instrument eingesetzt werden, um in einer Begegnung Beziehung aufzunehmen. Ein Monolog kann zu einem Dialog werden, wenn der Hörende das Gedicht annimmt und es zu seinem Eigenen macht. Es kann das gleiche Gedicht sein und ist doch in der Aufnahme von dem einen oder anderen nicht gleich. Das Lesen und Hören des Gedichtes fordert, einen Augenblick innezuhalten, damit es die Möglichkeit hat zu wirken.

Als ich Frau Dreyer das erste Mal besuchte, begrüßte sie mich höflich, aber distanziert. Ich fragte, ob es ihr recht sei, dass ich mich zu ihr setze. Sie stimmte zu, mit dem Einwand, sie habe mit ihrem Leben abgeschlossen und wolle keine neuen Beziehungen eingehen. Sie erzählte von ihrem jetzigen Zustand, sprach aber nicht vom Sterben. Mir fielen die Zeilen aus dem Gedicht von Friedrich Rückert ein: „Ich bin der ‚Welt abhanden gekommen, mit der ich so viel Zeit verdorben...'"[22] Sie lächelte, ja so sei es wohl, aber nicht „verdorben" sei die Zeit, sie habe ein gutes Leben gehabt. Sie begann aus ihrem Leben zu erzählen. Unter anderem, dass sie früher gern und lange Briefe geschrieben habe und sich immer für Poesie und Lyrik interessiert habe. Auch habe sie als Kind Klavier gespielt und immer Musik gehört. Jetzt möge sie aber lieber die Stille. Sie wusste keinen Grund dafür. Irgendwann spürte ich, ohne dass es eine konkrete Zäsur gab, dass ich diesen Besuch beenden sollte. Ihre ambivalente Akzeptanz meines Besuches war auch über das Erzählen für mich spürbar geblieben. Ich dachte an ein Gedicht von R. Ausländer: „Ich sage allen / bleibt mir vom Leib / aber seid da / ohne Euch / kann ich nicht leben..."[23]

Dieser Widerspruch motivierte mich, sie zu fragen, ob es ihr recht sei, dass ich noch Mal wiederkomme. Mit Zurückhaltung stimmte sie zu.

In der nächsten Begegnung begrüßte Frau Dreyer mich ganz anders, für mich überraschend. Sie habe mit ihrer Freundin von meinem Besuch gesprochen, und dass sie doch keine neuen Kontakte mehr wolle. Dabei sei ihr aber klar geworden,

21 Ringelnatz, Joachim, „Eine kleine Auswahl als Taschenbuch", S. 61, Henssel, Berlin 1964
22 Rückert, Friedrich, „Ausgewählte Werke", 1. Band, S. 105, Insel, Frankfurt a. M. 1988
23 Ausländer, Rose, „Der Traum hat offene Augen", S. 55, Fischer, Frankfurt a. M. 1987

dass dieser Kontakt zu mir ohne jede Verpflichtung für sie sei und bei dieser Erkenntnis habe sie sich plötzlich auf meinen Besuch sehr gefreut. Ich erwiderte, dass wir ja eigentlich schon von der ersten Stunde an einen stimmigen Dialog hätten.

Neben dem Spiel auf der Leier, das sie unbedingt erlernen wollte, spielten nun Gedichte eine große Rolle. Sie war offen und schien erleichtert zu sein, sich auf unsere Beziehung eingelassen zu haben. Sie wählte zwischen Singen und Gedichten Letzteres, weil Singen ihr zu unmittelbar erschien. Ich hatte nun immer einen Band mit Rilke-Gedichten dabei. In dieser zweiten Stunde rezitierte ich, der Jahreszeit entsprechend, „Herbsttag": „Herr, es ist Zeit. Der Sommer war sehr groß. / Leg deinen Schatten auf die Sonnenuhren, / und auf den Fluren lass die Winde los. / Befiehl den letzten Früchten voll zu sein; / gib ihnen noch zwei südlichere Tage, / dränge sie zur Vollendung hin und jage / die letzte Süße in den schweren Wein / Wer jetzt kein Haus hat, baut sich keines mehr. / Wer jetzt allein ist, wird es lange bleiben, / wird wachen, lesen, lange Briefe schreiben / und wird in den Alleen hin und her / unruhig wandern, wenn die Blätter treiben."[24]

Obwohl ich glaubte, dass ein anderes Gedicht auf ihre derzeitige Lebenssituation besser zutraf, wählte ich diesen Text. Frau Dreyer kannte es nicht. Mir war wichtig, die Beziehung zu ihr behutsam aufzubauen. Ich las das Gedicht wie die Beschreibung eines Naturschauspieles in allen Stimmungen und Farben, nutzte die Vokale und Konsonanten zur Lautmalerei. Frau Dreyer lauschte andächtig, sie schien zu genießen. Am Ende sagte sie mit leiser Stimme, als lausche sie ihm noch nach: „sehr schön".

Ein anderes Mal brachte ich mein Instrument und die Rilke-Gedichte mit. Da sie erzählt hatte, dass sie mit Gedichten vertraut sei, nahm ich diese als Grundlage unserer gemeinsamen Stunden. Zunächst sprach sie davon, dass sie mit ihrem Leben abgeschlossen habe, und was gut gewesen sei in ihrem Leben. Zu diesem Zeitpunkt hatte ich das Gefühl, dass ich das Gedicht von Rilke rezitieren durfte, was ich schon am Anfang glaubte, dass es allgemein zu ihrer Lebenssituation passen würde. Zwischen dem allgemeinen Gespräch und dem Rezitieren blieb ich einen Moment still. Damit der Text Farbe bekam und ich dem Inhalt und der Aussage in der Interpretation gerecht wurde, musste ich ihm Stimme geben und meinen Atem durch die Zeilen führen, mit allen Pausen, die der Text braucht oder erlaubt: „Ich lebe mein Leben in wachsenden Ringen, / die sich über die Dinge zieh`n. / Ich werde den letzten vielleicht nicht vollbringen, / aber versuchen will ich ihn. / Ich kreise um Gott, um den uralten Turm, / und ich kreise jahrtausendelang; / Und ich weiß noch nicht, bin ich ein Falke, ein Sturm / oder ein großer Gesang."[25]

Der Dichter spannt in diesem Gedicht einen weiten Bogen von der Gegenwart – „Ich lebe mein Leben in wachsenden Ringen" – bis zum Ende in der Zukunft mit

24 Rilke, Rainer Maria, „Die Gedichte", S. 344, Insel, Leipzig 1998
25 Rilke, Rainer Maria, „Die Gedichte", S. 199, Insel, Frankfurt a. M. 1998

der Frage, was er dann vielleicht sein wird: „...ein Falke, ein Sturm oder ein großer Gesang." –

Meine Auswahl fiel auf dieses Gedicht, weil ich glaubte, dass es der gegenwärtigen Lebenslage von Frau Dreyer entsprach. Ich konnte dieses Gedicht auswendig, was den Vorteil hatte, dass ich mit meiner Stimme auf Mimik und Gestik der Patientin reagieren konnte. Zu Beginn unserer Begegnung hatte sie mir signalisiert, dass sie Distanz brauchte. Als wollte sie sagen: „Wie soll ich meine Seele halten, dass sie nicht an deine rührt. Wie soll ich sie hin heben über dich zu anderen Dingen. Ach gern möchte ich sie bei irgendwas Verlorenem im Dunkel unterbringen..."[26] Ich verstand ihr Bedürfnis und spielte die Melodie der Worte und Sätze verhalten und vermied den direkten Blickkontakt.

Pausen zwischen den Versen sind Bestandteil des Rhythmus eines Gedichtes, wie in der Musik. In diesen Momenten steht die Zeit still, das Gehörte kann nachklingen und die Offenheit wird neu geschaffen für die danach folgenden Gedanken. Im Unterschied zu einer Geschichte steht ein Gedicht in seiner Form, die nicht veränderbar ist, aber in seiner Wirkung ist es im Erleben des Zuhörers verwandelbar.

Frau Dreyer lauschte mit geschlossenen Augen. Nach einem Moment der Stille öffnete sie die Augen und sagte: „Ja, das ist es, ich kenne es gar nicht" und wollte es noch einmal hören. Ich freute mich, dass ich das richtige Gedicht gewählt hatte. Als ich geendet hatte, war es wieder einen Moment still, bis sie ihre Augen öffnete. Sie sprach nun davon, wie sie sich ihr Sterben wünschte und von der Bedeutung des Todes. Sie sprach von Hoffnung, einfach einzuschlafen und Zuhause zu sterben und von der Hoffnung, nach ihrem Tod nicht vergessen zu werden. Wenn sie mich fragend anschaute, fügte ich nur wenige Gedanken ein. Ihr Leben schien in diesen Augenblicken wie ein Fluss zu werden, der, durch das Gedicht angeregt, zu einem Strom wurde. Wie sie es an einer anderen Stelle mal gesagt hatte.

Nach einem längeren Aufenthalt Zuhause kehrte Frau Dreyer eines Tages in die Klinik zurück. Als hätte es keine Unterbrechung seit unserer letzten Begegnung bis zum Wiedersehen gegeben, berichtete sie, wie es ihr ergangen war in der Zwischenzeit. Sie war erstaunt, auf was sie alles kam und wie viel sie zu erzählen hatte. Sie sagte: „Bevor Sie kommen, dachte ich, na ja, ich bin heute müde, und sie wird ein paar Töne auf der Leier spielen, dann ist es genug. Und jetzt habe ich wieder so viel erzählt, das ist wie ein Gewässer, das durch einen Engpass hindurch zu einem Fluss wird, und meine Worte strömen."

In unseren weiteren Gesprächen spielte Rilke eine große Rolle. Sie erwähnte ein anderes Gedicht, das ich nicht kannte: „Todes Erfahrung". Wir sprachen nicht weiter darüber. Als Frau Dreyer entlassen wurde, schrieb sie mir dieses Gedicht auf einen Zettel, den sie auf den Boden des Leierkasten versteckte mit der Anmerkung: „damit niemand sonst es findet".

---

26  Rilke, Rainer Maria, „Die Gedichte", S. 428, Insel, Frankfurt a. M. 1998

Als sie ein weiteres Mal im Krankenhaus war, äußerte sie, sie habe schon im Herbst gedacht, Weihnachten nicht mehr zu erleben, und nun sehe sie die Kastanien vor ihrem Fenster noch mal blühen. Mir fielen dazu Zeilen aus einem Gedicht von Hilde Domin ein: „Dies Frühjahr ist wie ein Herbst / ein Abschied nehmen von allem, was kommt / Das Karussell / fährt vorbei. / Das Karussell mit den großen Tieren. / Nie wieder wirst du mitfahren / und warst doch noch gestern / eins von den Kindern die mitfahren müssen..."[27]

Im Verlauf ihrer Erkrankung hatte sie schon häufig Abschied genommen. Sie wollte keine Beziehung mehr neu eingehen und tat es doch, „bedingungslos", wie sie gesagt hatte. Sie hatte mit ihrem Leben schon abgeschlossen. Bis zu unserer Begegnung hatte sie ihr Interesse für Literatur aufgegeben, keine Briefe mehr geschrieben und auch nicht mehr Musik gehört. Und dann erlebte ich, dass sie den Tönen der Leier lauschte und sogar selber spielte. Gedichte und Gespräche ließen sie noch am Leben teilnehmen. Für mich war es ein zutiefst berührendes Erlebnis, und unsere Dialoge in Gesprächen, Gedichten und Musik haben mich sehr bereichert.

Ein Gedicht, das zunächst objektiv da steht, kann durch die eigenen Erfahrungen und Empfindungen zu etwas Persönlichem im Menschen werden.

Das Gedicht von Rainer Maria Rilke „Ich lebe mein Leben..." rezitierte ich ebenfalls für eine andere Patientin. Nur die letzte Zeile nahm sie auf, als Anfang für ein Gespräch: „Ich weiß nicht, vielleicht bin ich ein Falke, ein Sturm oder ein großer Gesang". „Stimmt nicht", meinte sie, „ich bin eine kleine Melodie in der Besenkammer." Zunächst ging ich nicht darauf ein, sondern sang eine kleine Melodie mit wenigen Tönen. Es gelang mir, ihre Stimmung wiederzugeben. Denn sie fragte: „Woher kennen sie mich so gut?" Ich erwiderte, dass wir schon eine Weile zusammen seien. Und ich fragte sie nach ihrem Leben in der „Besenkammer".

Mit diesem Gedicht behutsam umzugehen, hatte mich ein weiterer Patient gelehrt. Hilde Domin schreibt in einem ihrer Gedichte: „Jeder, der geht, belehrt uns ein wenig über uns selbst. Kostbarer Unterricht / an den Sterbebetten..."[28]

Herr Mahler war ein stets freundlicher Mann mit einer leisen, weichen Stimme. Über meine Besuche freute er sich. Unsere Gespräche blieben auf der Ebene des Allgemeingültigen. Er wusste, dass er in absehbarer Zeit sterben würde, aber zu diesem Zeitpunkt wollte er es nicht wahr haben. Er ließ mich nur bis zu seinem Gartenzaun, aber nicht in sein Haus, um es in einer Metapher zu sagen. Ich hatte das Gefühl, ihn nicht wirklich erreichen zu können. Natürlich respektierte ich diese Distanz zwischen uns. Aber eines Tages brach sein Schutzwall zusammen.

---

27  Domin, Hilde, „Nur eine Rose als Stütze", S. 80, S. Fischer, Frankfurt a. M. 1959
28  Domin, Hilde, „Nur eine Rose als Stütze", S. 79, S. Fischer, Frankfurt a. M. 1959

Er sprach von seiner Hoffnung, zuhause Möglichkeiten der alternativen Medizin zu finden, mit deren Hilfe er noch eine Weile leben könnte. Dieses erzählte er, als berichte er von jemandem anderen, aber nicht von sich selbst. Bis zu diesem Zeitpunkt hatte ich keinen Weg zu ihm gefunden und dachte auch, ihn nicht mehr zu finden. Aus dem Gespräch heraus ergab sich, dass ich die ersten Zeilen aus dem oben genannten Gedicht von Rilke zitierte. „Ich lebe mein Leben in wachsenden Ringen...“[29] Aber ich kam nicht weit. Ganz plötzlich, zu meiner eigenen Überraschung, brach es aus ihm heraus, wie ein Strom einen Damm durchbricht. Er weinte laut und verzweifelt und flehte mich an, ich möge aufhören. Er klagte, er habe Gedichte immer so geliebt. Seine größte Sehnsucht sei gewesen, Gedichte zu lesen und selber zu schreiben. Er habe sich nie daran gewagt und diese Sehnsucht immer verdrängt, denn er habe sich nicht erlauben dürfen, seine wahren Gefühle zu leben. Und er erzählte weiter von seinen verpassten Möglichkeiten. Während er unter Weinen von seinem Verzicht auf seine Lebendigkeit erzählte, veränderte sich sein Gesichtsausdruck. Ich sah, wie er „den anderen“ ablegte und sein wahres Gesicht zeigte. Eine Weile dauerte es, bis er alles heraus gesprochen hatte und ruhiger wurde. Er war erschöpft und wollte schlafen.

Als ich ihn am nächsten Tag besuchte, äußerte Herr Mahler, was am Tag zuvor geschehen sei, habe ihm gut getan, aber noch einmal wolle er nicht so tief gehen.

In einer anderen Begegnung geschah ebenfalls etwas für mich Unvorhersehbares. Herr Kommel, ein fünfzigjähriger Patient, litt zu dem Zeitpunkt unserer Begegnung an einem inoperablen, ständig wachsenden Hirntumor. Sein Kurzzeitgedächtnis und sein Orientierungssinn hatten bereits Schaden genommen. Darum durfte er nicht mehr allein spazierengehen. Wie ein Kind freute er sich deshalb über mein Angebot, mit ihm spazieren zu gehen. Wir gingen auf den Wegen zwischen den Klinikgebäuden. Herr Kommel erkannte einzelne Bauten und Wege und erzählte von seiner früheren Arbeit als Dozent für Mikrobiologie. Mich machte es traurig, wie er im Erzählen darum rang, verlorene Worte wieder zu finden.

Er bemühte sich, sein Denken mit dem Sprechen zu vereinen. Es handelte sich um Fakten seiner Tätigkeit. Gefühle ließ er nicht zu. Seine Stimme klang weich, leise und freundlich. Ich hörte ihm gern zu. Zwischen den Sätzen machte er Atempausen. In einen dieser Momente hinein sagte ich, wie schön das Laub sei, durch das wir gerade gingen. Spontan fiel mir das Herbstgedicht von Rilke ein. Ich rezitierte: „Herr es ist Zeit, der Sommer war sehr groß...“ Die erste Zeile hatte ich gesagt, als Herr Kommel in heftiges Weinen ausbrach. Ich war betroffen. Als er sich etwas beruhigt hatte, erzählte er, dass Rilke sein Lieblingsdichter gewesen sei. Als junger Mensch habe er viele Gedichte von ihm auswendig gekonnt und Freude am Rezitieren gehabt. Aber jetzt, unter der Last seiner Tumorerkrankung, könne er es nicht mehr ertragen, an diese Gedichte zu denken, und zu erkennen, dass er sich keine Zeile mehr merken könne. Es sei unerträglich schmerzvoll, von den Texten

---

29  Rilke, Rainer Maria, „Die Gedichte“, S. 7, Insel, Frankfurt a. M. 1998

berührt zu werden. Mit Musik gehe es ihm ebenso. Er habe Johann Sebastian Bach und Wolfgang Amadeus Mozart besonders geliebt. Er würde die Musik nicht mehr hören. Dieses alles brach aus ihm heraus. Er schien sich mit diesem Ausbruch für einige Augenblicke aus seiner stummen Verzweiflung zu befreien. Nach einer Weile wurde er ruhiger, und wir setzten unseren Weg fort. Wir nahmen die Sprachebene des Anfangs wieder auf.

Ein Gedicht ist zunächst ein Monolog. In der Mitteilung an den anderen und der Resonanz des Hörenden kann dieses zu einem Dialog werden, wenn es Lebenssituationen und Gemütszustände der Menschen widerspiegelt. Das gilt für Werke großer Dichter. Es kann aber auch für selbst verfasste Gedichte gelten. Am Ende einer Bergwanderung auf dem Berg angekommen, entstand in mir ein solcher Monolog in Form eines Gedichtes. Urplötzlich hatte ich ein großes Gefühl von Freiheit, das mich mit solcher Freude erfüllte, wie es nur selten im Leben vorkommt. So nannte ich das Gedicht „Glücksmomente". Im Verlauf der nächsten Zeit veränderte ich einzelne Worte, aber die wichtigste Aussage blieb: „Ich bin ich, ich war lange Zeit nicht, aber nun bin ich, ich bin ich..." Als ich nach geraumer Zeit Abstand zu meinem Text gewonnen hatte, traute ich mich, dieses Gedicht Patienten vorzutragen, von denen ich annahm, dass es auch auf ihre Lebenssituation zutreffen würde. Ich nannte die Verfasserin nicht, weil ich glaubte, es würde sie mir gegenüber befangen machen. Wie ich es schon mit der von mir geschriebenen Geschichte „Die Raupe" erfahren hatte, erlebte ich, dass auch dieses Gedicht Selbstständigkeit angenommen hatte und in Distanz von meiner eigenen Situation für andere Menschen gültig wurde.

Über die Patientin Mischonka habe ich schon im Kapitel 3.2.1 berichtet. Wir hatten über lange Zeit eine intensive Beziehung aufgebaut. Aus ihren Erzählungen entnahm ich, dass sie früher vorwiegend für andere da gewesen war und wenig Rücksicht auf ihre eigene Befindlichkeit und ihre Bedürfnisse genommen hatte. Die schwere Erkrankung war der Grund, sich auf sich selber zu besinnen. Ich wünschte ihr sehr, dass sie überleben würde, um diesen neuen Weg weiter zu gehen. Es sollte nicht sein. Sie war als „austherapiert" nach Hause entlassen worden. Wir hatten weiterhin Kontakt miteinander und telefonierten täglich. Eines Tages fiel mir im Gespräch mein Gedicht ein. Ich las es ihr vor: „Ich bin ich / ich war lange Zeit nicht / ich dachte, ich wäre auf immer zerstört / aber ich bin! / Auf dem hohen Berg stehen / gegen den Wind mich stemmen, / das muss es sein: / Ich bin ich! / Wenn der Wind durch mich wehen würde / wie durch ein Netz / dann wäre ich nur ein Ding. / So aber muss er an mir vorbei / rechts oder links oder über mich hinweg. / Ich zeige dem Wind / Hier bin ich. / Ich war nicht in mir Zuhause / Nun bin ich angekommen in mir / Ich bin nicht ein Niemand / Ich bin ich / Ich bin nicht eins oder zwei, / ich bin eins mit mir selbst. / Ich habe Wurzeln geschlagen in mir. / Ich bin ich!"

Nach dem Lesen war es für einen Moment am anderen Ende der Leitung still. Ich hielt den Atem an, in der bangen Erwartung, wie Frau Mischonka reagieren würde. Dann rief sie ins Telefon: „Das ist total schön, aber auch ein bisschen biographisch." Sie lachte, es klang wie Freude. Weiter sagte sie: „Das stimmt ja total, das passt ja total auf meine Situation, auf mich. Das möchte ich haben, das hänge ich mir hin, oh Wahnsinn!" Und noch einmal lachte sie, als wäre sie über die Entdeckung glücklich. Und weiter erzählte sie, dass ihre Familie und Freunde staunend festgestellt hätten, wie sie sich verändert habe, aber dass das auch „toll" sei. Ich schrieb das Gedicht auf ein besonderes Blatt und schickte es ihr noch am gleichen Tag zu. Sie hat es noch bekommen. Kurze Zeit später starb sie.

Es schien mir, als habe Frau Mischonka im Gedicht die Freiheit empfunden, die ich selber verspürt hatte, als ich es auf dem Berg auf einen Zettel geschrieben hatte. An ihrer Reaktion erfuhr ich, dass dieses Gedicht sich von mir entfernt hatte, obgleich es weiterhin meine eigene Aussage war.

Ein Gedicht kann in seiner Einfachheit und Klarheit Nähe, Trost, Geborgenheit vermitteln und kann zu einem täglichen Ritual werden. Es erneuert sich in jeder Begegnung und nutzt sich nicht ab. Es kann an Stelle eines Gespräches Gefühle benennen, ohne dass sich die Patientin bedrängt fühlt. Ein Gedicht kann Leidende für Momente von Leid und Not befreien.

Frau Butin war vierzig Jahre alt, stets um Freundlichkeit und Harmonie bemüht. Sie litt unendlich unter ihrer Erkrankung und der damit verbundenen Verzweiflung. Sie hatte sich in Schablonen von konventionellen Verhaltensmustern eingezwängt, um über diese Zuwendung und Liebe zu bekommen. Nie hatte sie gewagt, ihre wahre Identität zu leben. „Ich möchte reden / doch ich kann nicht / ein schwarzer Engel / hält mich fest / es heißt nun / immer tiefer schweigen / bis in den letzten / Erdenrest."[30] Dieses Gedicht von Rose Ausländer hätte ihr sicher aus dem Herzen gesprochen, wenn ich es genannt hätte. Dazu kam es aber nicht. Ich glaubte, dass sie zu geschwächt sei, um ihr so konkret einen Spiegel vor zu halten. Auch traf es nicht ganz zu, dass sie immer tiefer schwieg, „bis in den letzten Erdenrest". Sie sprach, wenn sie Kraft hatte. Sie klagte und weinte und bat um Lösungen, wenn sie glaubte, dass ich helfen könnte. Die Konventionen waren bei der schweren Erkrankung zu einer Farce geworden. Den Sinn meiner Begleitung sah ich darin, mit meinen kreativen Medien und Gesprächen Frau Butin Trost und Geborgenheit zu geben und sie von dem Druck zu befreien, höflich, freundlich und tapfer sein zu müssen.

Neben der Intervention mit freien Tönen, auf die ich im entsprechenden Kapitel eingehen werde, war ich auf der Suche nach einem Gedicht für sie. Ich fand „Trost" von Manfred Hausmann. Sie kannte es nicht. Sie bat mich, ich möge mich

---

30 Ausländer, Rose, „Ich zähl die Sterne meiner Worte", S. 70, Fischer, Frankfurt a. M. 1987

nah zu ihr setzen. Um ruhig zu atmen und ihr zugewandt das Gedicht lesen zu können, ließ ich mir etwas Zeit.

„Ich möchte eine alte Kirche sein / voll Stille, Dämmerung und Kerzenschein. / Wenn du dann diese trüben Stunden hast / gehst du herein zu mir mit deiner Last. / Du senkst den Kopf, die große Tür fällt zu, / nun sind wir ganz alleine, ich und du. / Ich kühle dein Gesicht mit leisem Hauch, / ich hülle dich in meinen Frieden auch. / Ich fange mit der Orgel an zu singen, / nicht weinen, nicht die Hände ringen. / Hier hinten, wo die Kerzen sind, / komm, setz dich hin, du liebes Menschenkind. / Ob Glück, ob Unglück, alles trägt sich schwer. / Du bist geborgen hier, was willst du mehr? / In den Gewölben summt's, die Kerzen flammen, weh'n flackernd auseinander, weh'n zusammen. / Vom Orgelfuß die Engel seh'n dir zu / und lullen dich mit Flötenspiel zur Ruh. / Ich möchte eine alte Kirche sein / voll Stille, Dämmerung und Kerzenschein. / Wenn du dann diese trüben Stunden hast, / gehst du herein zu mir mit deiner Last."[31]

Ich rezitierte langsam und betonte jedes Wort. Von draußen drang fürchterlicher Baulärm herein, sodass ich sehr laut lesen musste. Mit geschlossenen Augen und entspannt lauschte sie den Worten. Ich brauchte eine immense Kraft, in Intensität und Konzentration konstant zu bleiben. Sie schien den Baulärm ausgesperrt zu haben. Nach einem Moment öffnete sie ihre Augen und sagte: „Schön, man sieht gleich den Kirchenraum von so einer alten Kirche mit Holz innen drin, wie in den Bergen. Das sind so klare Kirchen, manchmal nur ein paar Stühle und ein Altar. Da ist man so ganz nah und unmittelbar an Gott dran." Während sie sprach, schien es mir, als sei sie eingehüllt in die Geborgenheit der imaginären Kirchenräume. Dieses Gedicht wurde zu unserem Ritual. Neben Gesprächen und Musik wünschte sie es sich am Ende unserer täglichen Begegnungen.

Als ich sie an einem der nächsten Tage besuchte, hatte ich den Eindruck, dass Frau Butin sehr kraftlos war. Sie bestätigte meine Wahrnehmung, sie fühle sich erschöpft und schwach, sagte sie mit leiser Stimme. Ich begann eine kleine Melodie zu singen, darauf reagierte sie nicht. Erst als ich unser Gedicht „Trost" wie einen Sprechgesang sprach, konnte ich Verbindung zu ihr finden. Sie begann leise zu weinen. Einen Moment blieb ich in der Stille sitzen, strich ihr sanft über die Hand. Sie hatte sich in ihr Schneckenhaus zurückgezogen.

Nach einer weiteren Operation wurde Frau Butin zunehmend schwächer und trauriger. Hin und wieder erzählte sie Episoden aus ihrem Leben. Während ich sang oder „Trost" las, hielt sie meine Hand fest. Jedes Mal, wenn sie das Gedicht hörte, wurde sie ruhiger, schien für Momente getröstet.

Am Ende eines Lebens sind Begegnungen dieser Art nur möglich, wenn man sich selber von jeglichem Zeitdruck befreit. Patienten verlieren das Zeitgefühl, und Schwerstkranke kommen „der Welt abhanden"[32] Ich sah es immer als selbstver-

---

31 Hausmann, Manfred, „Nachtwache", S. 10, S. Fischer, Frankfurt a. M. 1983
32 Rückert, Friedrich, „Ausgewählte Werke", 1. Band, S. 105, Insel, Frankfurt a. M. 1988

ständlich an, in der Begleitung dieser Menschen die Zeitvorgaben aufzugeben und mich nach den Bedürfnissen der Patienten zu richten. So geschah es oft, dass ich in den Abendstunden Patienten besuchte, wie auch Frau Butin. Wenn ihr Besuch gegangen war und es auf der Station ruhig wurde, war eher gewährleistet, dass wir ungestört sein konnten. An einem dieser Abende griff sie nach meiner Hand, hielt sie fest und sagte, es sei alles gut so, wie es jetzt sei. Das klang für mich, als habe sie sich mit dem Gedanken abgefunden, bald sterben zu müssen. Ich streichelte sie sanft. Sie schloss ihre Augen, ein Zeichen für mich, nicht weiter über ihre Aussage zu sprechen. In diese Stille hinein las ich „Trost" mit leiser Stimme und im ruhigen Tempo. Ich las die Zeilen wie einen Sprechgesang und wollte sie mit Wort und Melodie einhüllen. Frau Butin hatte einen beinahe seligen Ausdruck, als würde sie herausgetragen aus ihrem Körper und aus dem Krankenzimmer.

Über die lange Zeit unserer Begegnung und dem wiederholten Rezitieren hatte sich das Gedicht nicht verbraucht. Es hatte sich nicht im Wortsinn, wohl aber im Wortklang verändert, weil die Aussage sich jedes Mal an die Stimmung der Patientin angepasst hatte. Damit es zu ihrem eigenen Erleben wurde, setzte ich meine Stimme ihrer Stimmung entsprechend ein. Auf diese Weise gelang es ihr, das Gedicht sich zueigen zu machen und visuell in Bildern zu erleben.

Wenn die richtige Auswahl getroffen wird, verwandelt sich ein Gedicht im Moment des Hörens zu etwas Eigenem. Die Hörerin erlebt, dass die Erfahrung, die das Gedicht aussagt, auch anderen widerfährt. So kann ein Gefühl von Einsamkeit aufgehoben werden. Im Gedicht wird der Mensch in eine Gemeinschaft aufgenommen. „Die Katharsis ist Monolog und Aufhebung des Monologs."[33]

Ein Gedicht kann wie „ein Tor wirken, das bisher verschlossen [war], sich öffnet und dieser Mensch in seiner Seele lebendig wird."[34]

Diese Zauberkraft der Lyrik erlebte ich in der Begegnung mit Frau Beck: Sie war bei einem Skiurlaub so schwer gestürzt, dass sie ein Schädel-Hirn-Trauma erlitten hatte. Nach wochenlangem Koma war sie soweit aufgewacht und stabil, dass die Familie sie nach Hause holte. Fortan war sie schwerstbehindert. Ihr Sprachzentrum war irreparabel verletzt. Auch konnte sie sich nicht selbstständig bewegen. Den Tag über verbrachte sie im Rollstuhl, mit einer Unterbrechung zum Mittagschlaf im Bett. Sie wurde gefüttert. Ihr Schluckreflex war beeinträchtigt. Sie hatte spastische Krämpfe, vor allem, wenn sie psychisch unter Spannung stand. Sie wurde rund um die Uhr von Pflegepersonal betreut und wohnte in einem besonderen Bereich des Hauses, in dem sie zuvor mit ihrem Mann gelebt hatte.

Ich besuchte Frau Beck ein- bis zweimal in der Woche, wie es meine Zeit zuließ. Wenn ich mich ihr gegenüber setzte, musste ich selber zunächst das Erlebte aus der jüngsten Vergangenheit ausblenden. Mein Bewusstsein und meine Wahr-

---

33 Domin, Hilde, „Abel steh auf", S. 81, Reclam, Stuttgart 1979
34 Domin, Hilde, „Abel steh auf", S. 78, Reclam, Stuttgart 1979

nehmung fokussierte ich auf das Moment der Gegenwart. Das war Voraussetzung, um Veränderungen ihrer Körperhaltung, Mimik und Atmung in höchster Aufmerksamkeit wahrzunehmen. In Begegnungen auf sprachlicher Ebene ist dieser Schritt einfacher und kann schneller vollzogen werden. Aber bei Frau Beck war ich auf ihre Reaktionen in Körperhaltung, Blickkontakt, Mimik und Veränderung ihrer Atmung angewiesen. Es dauerte unterschiedlich lange, bis sie bereit war, Kontakt mit mir aufzunehmen. Aus Erfahrung im Umgang mit schwerstbehinderten Kindern wusste ich, dass ich Geduld haben musste. Ich konzentrierte mich auf meine Atmung und war offen in der liebevollen Wahrnehmung der kleinsten Veränderung bei der Patientin. Besonders diese Menschen spüren auch ohne Worte, ob man sie respektiert und authentisch ist in der Zuwendung ihnen gegenüber.

Immer empfand ich es als ein Wunder, wenn Frau Beck aus ihrer tiefen Verschlossenheit begann, eine Tür für mich zu öffnen. Ich durfte in ihre Welt der Sprachlosigkeit eintreten. Langsam hob sie ihren Kopf, schaute mich erst kurz und dann immer länger an. Manchmal gab sie Töne von sich, die wie erleichtertes Seufzen klangen. Mit all meinen Sinnen versuchte ich zu erspüren, wie ich unsere Begegnung ausschmücken könnte, damit es ihr gut tat. Zu Beginn summte ich Melodien und sprach langsam Worte zur Begrüßung. Wenn sie bis dahin ihren Kopf nicht gehoben hatte, tat sie es dann und richtete ihre großen blauen Augen auf mich. Jedes der gegenwärtigen Momente war mit feinsten Gesten von ihr und mir ausgefüllt. Auf diese Weise entstand im Verlauf der Zeit eine intensive Beziehung zwischen uns. Ein wichtiges Medium war das Singen von Liedern. Es zeigte sich, dass sie viele Lieder kannte und musikalisch war. Von ihrem Mann erfuhr ich, dass sie vor ihrem Unfall Klavier gespielt hatte.

Bei einem meiner Besuche erzählte ich ihr zunächst von meinen Erlebnissen, unter anderem von einer Tagung. Ich war überzeugt, dass sie alles verstand, wenn ich es ihr langsam und in einfachen Worten mitteilte. Ihr Blickkontakt war gebannt und interessiert. Dann sprach ich davon, dass sie im Mozart-Requiem gewesen war, was sie auf ihre spezielle Art zu antworten, bestätigte. Mit einem längeren Augenschließen sagte sie „ja". Wenn sie etwas ablehnte, drehte sie ihren Kopf zur Seite nach unten. Nach dem Gespräch über das Mozart-Requiem bot ich ihr an, das „Agnus Dei" aus der Krönungsmesse zu singen. Sie „sagte" „ja". Während ich sang, schaute sie mich ununterbrochen an. Anschließend verblieben wir still im Blickkontakt. Ich nahm sie mit all meinen Sinnen wahr, um ihre Bewegungen, Körperhaltung und Mimik intuitiv richtig deuten zu können und beobachtete, wie sie ihre Zunge nach vorn bewegte. Mit den Lippen schien sie Worte formen zu wollen. Wenn wir unserer Sprache mächtig sind, ist es für uns selbstverständlich, in Worten zu sagen, was uns berührt. Wir erfahren dadurch eine tiefe Befreiung. Wie gefangen müssen sich Menschen fühlen, die dieser Fähigkeit beraubt sind, auszusprechen, was sie empfinden. Wie gefangen musste sich Frau Beck in diesem Moment fühlen. Durch mein Singen ausgelöst, hatte sie eine verletzliche Offenheit gezeigt und konnte sich in ihrer emotionalen Erregung nicht durch Worte befreien. In meinem Mitgefühl für sie fiel mir ein Gedicht von Rilke ein „Der Panther"[35]. Im letzten Vers heißt es: „Nur manchmal schiebt der Vorhang der Pupille sich lautlos auf. Dann geht ein Bild hinein, geht durch der Glieder angespannter Stille und hört im Herzen auf zu sein." Es war, als hätte mein Gesang den Vorhang zu ihrer Seele aufgeschoben, und sie bewegt bis in ihr Herz, um dort aufzuhören zu sein, weil sie das Erlebte nicht hatte herausreden können.

Mit diesem Gedicht wollte ich ihr vermitteln, dass ich sie verstand. Auf die Frage, ob sie Rilke kennen würde, antwortete sie spontan mit „ja", und ich las das Gedicht vor. Meine Erfahrung war, dass Frau Beck alles verstand, aber jedes Wort einen viel längeren Weg brauchte, um bei ihr anzukommen, als es normal der Fall ist. Ich las ruhig, artikulierte, malte die Worte aus und blieb im Blickkontakt mit ihr. Während ich las, schaute Frau Beck mich an und lauschte. In diesem Moment entstand eine Nähe von gemeinsamem Verstehen, und doch gab es einen großen Unterschied zwischen uns. Sie war gefangen in Sprachlosigkeit und körperlicher Bewegungsunfähigkeit, und ich war frei in meinen Handlungsmöglichkeiten.

Frau Beck war sehr erregt. Ihr Gesicht rötete sich. Jetzt saß sie aufrecht und hatte ihren Kopf erhoben, was selten geschah. An der Bewegung ihrer Zunge sah ich, wie es sie drängte zu sprechen. Als ich zu Ende gelesen hatte, wiederholte ich den letzten Vers. Mit ihren großen Augen schaute sie traurig und „sagte" ein langes „Ja". Auch ihre Mimik bestätigte meinen intuitiven Eindruck: Diese Rilke-Worte empfand sie als ihre eigenen. Meine Vermutung sprach ich aus: „Ich glaube, dass dieses Gedicht aussagt, wie es Ihnen geht." Erneut sagte sie mit den Augen ein langes „ja". Ich spürte ihre emotionale Offenheit, die sie nur zeigte, wenn sie sich sicher fühlte. Es geschah so viel in diesen Momenten.

Das Empfinden für den intensiven Kontakt zwischen uns war mir nur möglich durch die Konzentration auf das Hier und Jetzt unter Ausschaltung von Vergangenheit und Zukunft. Diese Minuten der intensiven Offenheit beendete sie selber. Sie verschloss ihren Blick, neigte ihren Kopf, krampfte leicht mit den Armen und Händen. Ich verblieb noch bei dem Gedicht und betonte die Gitterstäbe, hinter denen sie gefangen sei. Sie antwortete mit „ja". Ich setzte fort, dass die Gitterstäbe nicht von ihr gebaut würden, sondern von anderen Menschen, die nicht bereit seien, sich auf sie einzustellen. Jetzt meinte ich in ihrem Blick ein Staunen zu sehen, das anhielt, als ich weiter sprach. Sie brauche manchmal diese Gitterstäbe, um sich dahinter zurückzuziehen. Sie schaute mich ununterbrochen an, fragend und staunend. Vielleicht wollte sie sagen, dass sie es so noch gar nicht gesehen habe.

Im Verlauf unserer Begegnungen war die Lyrik neben dem Singen zu dem wichtigsten Medium im Dialog zwischen uns geworden. Ich empfand es als Bereicherung und Erleichterung im Zwiegespräch mit Frau Beck, die Gefühle und Gedanken dieser sympathischen Patientin in Gedichten so klar und deutlich widerspiegeln zu können. Jedes Mal bekam ich von ihr die Bestätigung in Körperhal-

---

35 Rilke, Rainer Maria, „Die Gedichte", S. 451, Insel, Frankfurt a. M. und Leipzig 1986

tung und Augenkontakt, wenn ich richtig ausgewählt hatte. Nach dem Rezitieren eines Gedichtes setzte ich den Dialog über ihre Gefühle, wie ich sie vermutete, mit eigenen Worten fort.

Auch an einem der nächsten Tage sagte ich ihr, dass ich wieder ein Gedicht von Rainer Maria Rilke gefunden und dabei an sie gedacht hätte. Ich rezitierte den Anfang: „Zum Einschlafen zu sagen"[36], „Ich möchte jemanden einsingen, bei jemandem sitzen und sein..." und fragte, ob sie es kenne. Mit den Augenlidern „erwiderte sie ein langes „Ja". Sie war bewegt, und wie so häufig versuchte sie zu sprechen.

Ich fügte hinzu, dass es ein Liebesgedicht sei, wieder bestätigte sie mit ihren Augen, dass sie das wusste. Ich wiederholte, dass ich beim Lesen dieses Gedichtes an sie gedacht hätte. Wieder „sagte" sie „ja". Sie schien aufgeregt. Ich legte meine Hand in ihre. Sie bewegte ihre Lippen und hatte heftigen Speichelfluss, ein Zeichen ihrer Erregung. Langsam und sanft las ich den Text und wollte sie damit umhüllen. Danach schauten wir uns einen Moment an, wir waren ganz still beieinander. Sie wurde müde und gähnte mehrmals, verbunden mit leisen klaren Tönen, über die sie selber erstaunt zu sein schien. Wiederum drängte es sie so heftig, sich mitzuteilen, dass sie einen Hustenanfall bekam. Als ich ankündigte, demnächst zu gehen, reagierte sie mit Stirnrunzeln und traurigem Blick. Irgendetwas wollte sie mir sagen, vielleicht: „Bleib noch hier." Eine Weile blieb ich noch und konnte mich schwer aus ihrem Blick lösen.

An einem anderen Tag ließ sie sich lange Zeit, den Kontakt zu mir aufzunehmen. Sie stimmte zu, als ich ihr anbot zu singen. Aber sie hielt weiterhin ihren Kopf gesenkt. Vielleicht war sie müde, vielleicht hatte sie zuvor etwas erlebt, dass sie veranlasste, sich zurückzuziehen. Ich suchte den Kontakt zu ihr, indem ich eine Weile sang, mit kurzen Pausen dazwischen. Frau Beck bewegte ihre Lippen, machte ab und zu heftige Atembewegungen, als würde sie seufzen und schaute mich kurz an, um ihren Blick wieder zu senken. Ich hatte den Eindruck, dass ich sie mit Singen in diesem Moment nicht erreichen konnte. So entschied ich mich, ihr ein Gedicht von Rose Ausländer vorzulesen. Nun hob sie langsam ihren Kopf und schaute mich an. Wir waren wieder im Dialog. „Ich möchte reden / doch ich kann es nicht / ein schwarzer Engel / hält mich fest..."[37] Lebhaft begann sie zu atmen. Ich fragte, ob das für sie so sei mit dem Reden. Spontan antwortete sie „ja". und atmete dabei heftig. Ich fragte weiter, ob es noch einen anderen Engel gäbe als diesen „schwarzen"? Wieder antwortete sie mit den Augen „ja". Ich ergänzte, dass es ein Engel sei, der sie führe, und Kraft geben würde, ihr Leben zu leben. Darauf folgte mit den Augenlidern ein langes „Ja", dabei schaute sie mich intensiv an und bewegte ihre Lippen. Wir waren in einem wunderbaren Dialog. Ich setzte die Stunde fort mit Singen, Massieren und einem weiteren Gedicht von Rose Ausländer, „Bald kommt

36 Rilke, Rainer Maria, „Die Gedichte", S. 337, Insel, Frankfurt a. M. und Leipzig 1986
37 Ausländer, Rose, „Ich zähl die Sterne meiner Worte. Gedichte 1983", S. 70, Fischer Taschenbuch, Frankfurt a. M. 1985

die Freundin"[38]. Ob sie auch so eine Freundin habe, fragte ich. Sie erwiderte „ja"
und ob die Freundin häufig kommen würde. Auch darauf antwortete sie mit „ja".
Eine Weile schwiegen wir und schauten uns an. Am Ende sang ich Abendlieder.
Als Frau Beck müde wurde, blieb sie mit mir im Augenkontakt und bewegte ihren
Mund, als wollte sie mir etwas sagen. Wie so oft, fiel es mir schwer, mich aus ihrem
Blick zu lösen.

38  Ausländer, Rose, „Ich zähl die Sterne meiner Worte. Gedichte 1983", S. 74, Fischer Taschenbuch,
Frankfurt a. M. 1985

# 4 Die Stimme im Gesang

## 4.1 Singen: Sich der Erde und dem Himmel öffnen

> *„Singen, den Freudengesang eines Traumes*
> *Den Trauergesang unserer Zeit*
> *Das Helle, du bist ein Fünkchen Licht*
> *Das Finstre Gedröhn und Gerassel der Maschinen.*
> *Wir müssen wach sein, unsere Stimme wach halten*
> *Um singen zu können*
> *Ein ruhiger atmender Morgen.“*[39]

Sprache und Gesang sind eng verknüpft mit der Atmung. Die Bildung des Stimmklangs und die Lautbildung sind ohne den Atemfluss nicht möglich.

Der Klang eines gesprochenen Wortes ist meist von kurzer Dauer. Lässt man aber ein Wort durch die Vokale länger klingen, so wird aus dem gesprochenen Wort ein Sprechgesang. Aus der Geschichte wissen wir, dass die Sprache dem Rezitatorischen und Gesanglichen viel näher war, als wir es heute erleben. Es war üblich, Geschehnisse und Ereignisse in Form von rezitatorischen Gesängen, begleitet von Instrumenten, dem anderen mitzuteilen.

Mit Hilfe von Tempelgesängen heilten die Priester die Menschen von ihren Leiden. Sie sahen gewissermaßen instinktiv das Geistige hinter dem Sinnlichen. Sie trennten nicht den Intellekt vom Sinnenhaften und waren dadurch fähig, auf ganz natürliche Weise die Musik als heilende Kraft anzuwenden. Die Gesänge waren mehr rezitativisch und rhythmisch als melodisch. Sie waren untrennbar mit der Begleitung eines Instrumentes verbunden. Ihr Charakter zeigt sich in den spondeischen Weisen, einem Versmaß von zwei Längen. In den Schriften Homers benutzten die Helden dieses Versmaß als Ausdrucksmittel ihrer spontanen Lebensäußerungen. Die beiden Formen des Gesanges waren „Linos", ein schwermütiges Volkslied, und der „Paian". Beide wurden meist von der Lyra begleitet."

In unserer Zeit finden wir diese Art von Sprechgesang noch als Rezitativ in Opern und Oratorien.

Singen gehört ursprünglich zur Natur des Menschen. Die Singstimme ist das einzige Instrument, das wir in uns tragen und jederzeit zum Klingen bringen können, wenn wir mit uns und anderen im Einklang sind.

Singen kann den Menschen aus seiner psychisch-physischen Erstarrung befreien, aktiv oder rezeptiv. Der Gesang eines Menschen ist unmittelbar, sowohl für den Singenden selbst als auch für den Lauschenden. Menschen, die sich aus verschiedenen Gründen dem unmittelbaren Zugang zu ihren Emotionen, zu ihrer seelischen

---

39  Ausländer, Rose, „Der Traum hat offene Augen", S. 72, Fischer Taschenbuch Verlag, Frankfurt a. M. 1987

Lebendigkeit verschließen, singen nicht und können das Singen anderer Menschen nicht aushalten.

Durch Singen kann eine Beziehung zwischen Menschen unmittelbar entstehen. „Das Singen ist der innere Tanz des Atems."[40] Wer nicht im Einklang mit seinem Atem ist, kann diesen „inneren Tanz" nicht erleben. Dem Singen zu lauschen, kann ein Weg zu diesem inneren Tanz unseres Atems werden und dem Leben einen Rhythmus geben.

Singen ist mit uns selbst verbunden, ebenso wie mit dem Lauschenden. Der Gesang entfaltet sich unmittelbar aus der Resonanz des Lauschenden.

Ist aber die Begegnung mit dem Zuhörer nicht stimmig, dann ist am Klang des Gesanges die Spannung oder Unstimmigkeit zu hören. Gelingt es die im Raum spürbare Spannung durch ein Gespräch zu lösen, klingt das Singen gelöster, freier, der Ton-Atem kann in Fluss kommen, die Resonanzräume kommen zum Schwingen.

Das Singen ist die „Universalsprache aller Menschen"[41] und findet Zugang zu der Seele des Menschen über alle sprachlichen Grenzen hinweg.

„Wenn einer aus seiner Seele singt, heilt er zugleich seine innere Welt"[42] – und vielleicht die innere Welt des Lauschenden.

„So kann Singen zugleich Bewegung ins Eigene sein und vielleicht uns Menschen zunehmend aus lebensfeindlichen, persönlichen und gesellschaftlichen Strukturen heraushelfen."[43]

„Der Klang der Stimme wird im Moment des Singens zur Aussage des Augenblicks. Ob fließend, brüchig, traurig oder fröhlich gesungen wird, lässt die Verfassung des Singenden hören. Der Wohllaut eines Liedes ist das Angenehme, das der Singende in dem Lied sucht. Und im Gesang liegt der Wunsch nach heraussingen... Mit der Entscheidung, singen zu wollen, gibt der Mensch preis, was für ihn intim ist, seine Empfindungen und sein Gefühl werden greifbar und daher auch angreifbar. Die eigene Empfindung zu einem Lied, der Eindruck im Singen eines Liedes wird zum Ausdruck."[44]

Weil Frau Abel fürchtete, singen zu müssen, behauptete sie, völlig „amusisch" zu sein. Sie erzählte eine Geschichte aus ihrem Leben. Es ging um ihren Einsatz als Krankenschwester im Krieg. Sie begegnete einem Patienten, der stumm war, wie sie erzählte. Sie habe irgendwie ganz munter drauflosgesungen, z. B. die Lieder „Auf der Heide blüht ein kleines Blümelein" und „Oh, du schöner Westerwald". Als sie aufhörte zu singen, begann der Patient zu sprechen. Dieses Erlebnis sei ihr wie ein

---

40 Menuhin, Yehudi, „Zur Bedeutung des Singens." Diesen Text schrieb Menuhin als Schirmherr von „Il canto del mondo", dem Internationalen Netzwerk zur Förderung der Alltagskultur des Singens e. V., Düsseldorf, 12. Februar 1999.
41 Menuhin, Yehudi, a. a. O.
42 Menuhin, Yehudi, a. a. O.
43 Menuhin, Yehudi, a. a. O.
44 Hodenberg, Friederike von, „Strahlentherapie im Erleben des Patienten", S. 263, 251, 252, hrsg. von Verres, Rolf und Klusmann, Dietrich, Johann A. Barth Verlag, Heidelberg, Leipzig 1997

„Wunder" erschienen. Sie hätten alle „geheult, der Patient und alle drum herum". Sie hätten das Singen oftmals wiederholt und bei allen zuvor verstummten Patienten wäre es das gleiche Phänomen gewesen. Über das Singen hätten sie ihre Sprache wieder gefunden. Die Erinnerung an diese Erlebnisse schien Frau Abel zu überwältigen, und sie versuchte, die Bilder zu bagatellisieren mit den Worten: „Aber vielleicht ist es gar kein Wunder, es ist vielleicht nur irgendwie Blödsinn." Wir redeten über „Wunder" und ob es sie wirklich gibt. Um auf das Erlebnis mit Singen zurückzukommen, fragte ich sie nach den von ihr erwähnten Liedern. Noch in das erzählte Erlebnis verwoben probierte sie zu singen: „Auf der Heide, da blüht ein Blümelein"... Sie kam nicht weiter, weil sie die Melodie nicht mehr erinnerte. Aber ihre Furcht vorm Singen hatte sie vergessen. Ich fragte nach dem zweiten Lied „Westerwald". Wieder begann sie zu singen, brach aber gleich ab, mit Entrüstung in der Stimme: „Na hören sie mal, dass ist ein militaristisches Lied und ich bin gegen Militarismus."

Mit einem anderen Lied verriet sie durch lautes Betonen der Worte ihre Gemütsverfassung, ihren inneren Kampf auf der Suche nach Zuversicht und Kraft. In dem Volkslied „Im Frühtau zu Berge" heißt es im zweiten Vers: „Werft ab alle Sorgen und Qual...". Diese Stelle brüllte sie geradezu heraus. Wir stimmten ein weiteres Lied an: „Muss i denn zum Städele hinaus". Erneut hörte sie auf und meinte: „Nein, das können wir jetzt nicht singen, das singe ich am letzten Tag, wenn ich hier raus komme." Zu diesem Zeitpunkt wusste sie den Termin ihrer Entlassung noch nicht. Aber sie zweifelte daran, wann und ob sie überhaupt noch mal nach Hause konnte, denn sie fühlte sich nicht gut und ahnte, dass der Hirntumor ständig wuchs.

In unseren gemeinsamen Stunden sangen wir Lieder, die sie aussuchte. Auf diese Weise teilte sie mir ihre Sorgen und Ängste mit, die auszusprechen zu schwer waren. Auch ihre soziale Einstellung gegenüber ihren Mitmenschen erfuhr ich über ein Lied: Wir sangen am Abend „Nun wollen wir singen das Abendlied"... weiter heißt es im Text: „und bitten, dass Gott uns behüt". Der letzte Vers lautet: „Dass Gott uns behüt, bis die Nacht vergeht, kommt, singet das Abendgebet."[45] Sie sagte: „Das kann man nicht nur für sich alleine singen, sondern für die ganze Welt, das geht die ganze Welt was an."

Volkslieder entsprachen ihrem Lebensrhythmus schon vor ihrer Erkrankung. Die Lieder mit aussagekräftigen Texten und Strukturen in Text und Rhythmus und sich wiederholenden Melodien halfen ihr nun, ein wenig Orientierung zu finden in ihrem Leben, das durch die schwere Erkrankung aus den Fugen geraten war. Und außerdem hatte sie große Freude im Wiederentdecken der alten vertrauten Lieder, die wir sangen.

---

45  Fuchs, Peter, Gundlach, Willi, „Unser Liederbuch in der Grundschule. Schalmei", S. 66, Ernst Klett Verlag Stuttgart

Wir können mit unserem Singen unsere Umwelt und unser Handeln seelisch beeinflussen, indem wir Liebe und Freude, Hoffnung und Zuversicht an den anderen weitergeben. Wir können auch unseren Schmerz heraussingen, um uns von ihm zu befreien. Zum Erklingen unserer Stimme wird die Beziehung zwischen Innen und Außen wieder spürbar. Die eigene Befindlichkeit spiegelt sich in der Stimme wider.

Viele Künstler singen im Dienste der Komponisten und vermitteln ihre Botschaft. Sie machen es möglich, dass Geschriebenes zum Klingen kommt. Ihr Programm ist festgelegt und einstudiert, bevor der Künstler vor das Publikum tritt und Beziehung zu ihm aufnimmt. Künstlerisches Singen ist ein sich darstellendes Singen und hat mit narzißtischem Präsentieren zu tun. Man singt für ein Publikum, das sich aus vielen verschiedenen Menschen zusammensetzt, die gekommen sind, um ästhetische Musik zu hören. Der Künstler tritt in Beziehung mit dem Publikum, das gekommen ist, um ihn zu hören.

Der künstlerische Therapeut vermittelt Musik, die in Beziehung zum Patienten gesungen wird. Im therapeutischen Singen geht es häufig um die Begleitung von einzelnen kranken Menschen. Gemeinsam wird nach einem Lied gesucht, das dem Wunsch des Patienten entspricht. Die Therapeutin sollte ein Repertoire von Liedern und Arien haben, mit denen sie vertraut ist.

Auch die Präsentation fällt weg. Nicht der Ton oder das Lied eines Werkes werden bewundert. Im therapeutischen Singen geht es um die Beziehungsebene zwischen Patientin und Therapeutin auf musikalischer Ebene. Es geht darum, das Farbenspiel der Melodie entstehen zu lassen und alle Veränderungen der Atmosphäre und sichtbaren Gefühle des kranken oder sterbenden Menschen in allen Feinheiten wahrzunehmen. Die Seele kann nur aus der Stille heraus singen und entwickelt sich in der Selbstaufgabe in diesem Moment. Nur in dieser inneren Stille kann diese Musik heilend wirken. Ton für Ton eine Melodie zu singen macht es möglich, einen Weg von Stimmungen zu erleben. Wichtig sind nicht Resultate. Wichtig ist nur, die Stimmungen zu hören, um die Melodien, ob Lieder oder Improvisationen, als einen klingenden Atemstrom entstehen zu lassen.

Durch das Medium Gesang in der künstlerisch-therapeutischen Beziehung können unfassbare Dimensionen in der Seele berührt werden, die rational für den Hörenden selbst schwer zu definieren sind, die auch nicht definiert werden müssen. Regelmäßiges Singen kann zu einem Ritual werden, das in Übergängen und Veränderungen des Lebens Orientierung und Schutz geben kann. Das regelmäßige Singen kann den Menschen Halt geben, wenn sie in der Erschütterung ihres Erlebens von Krankheit Angst haben, sich zu verlieren.

Diese besondere Art zu singen kann dem kranken oder sterbenden Menschen helfen, sein Leiden zu lindern oder letztendlich sich von dieser Welt auf spirituellem Wege zu verabschieden. Wenn wir selbst immer wieder neu singen, dann können wir mit unsrer eigenen Gesundung auch heilend auf unsere Umwelt einwirken.

Es erscheint so einfach, dem anderen mit unserer Stimme im Gespräch zu begegnen. Wie notwendig wir die Sprache im Singen brauchen, um das sensible Instrument Stimme zum Klingen zu bringen, erfahren wir in der Begegnung mit Menschen, die sich krankheitsbedingt im Gespräch nicht mehr mitteilen können.

Frau Lehmann war an einem schnell wachsenden Hirntumor erkrankt und hatte cerebrale Krampfanfälle gehabt. Sie litt an rechtsseitiger Hemiparese. Ihr Sprachvermögen war durch die schwere Erkrankung eingeschränkt. Die einundsechzigjährige Patientin machte auf mich einen intelligenten, wachen Eindruck. Sie war freundlich und offen und erschien mir als sehr willensstark.

Die Patientin versuchte mir zu erklären, dass es ihr schwer fiele, sich zu artikulieren und den rechten Arm nicht mehr bewegen zu können. An ihren Gesten sah ich, wie ungeduldig sie war. Ich ahnte, wie es sie belastete, Gedanken und Gefühle nicht mehr aussprechen zu können.

Ich spürte ihre Aufregung und Anspannung, die es ihr besonders schwer machten, richtige Worte zu finden. Sie atmete so flach, dass ich ihre Atmung kaum wahrnehmen konnte. Dennoch meinte sie, sie fühle sich wohl. Ihre vergeblichen Versuche, zu sprechen, lachte sie weg. Ich dachte an Menuhins Worte, vom „Singen als tanzenden Atem". Darum machte ich ihr den Vorschlag zu singen. Sie sagte spontan „ja" und wollte mir dazu etwas erzählen. Aber es gelang ihr nicht. Aus ihren Satzfragmenten verstand ich, dass vor sechs Monaten noch alles „normal" gewesen war, „und dann fing alles an…", sinnierte sie.

Ich bat sie, einen Ton zu singen. Aus der nun folgenden Stille heraus sang sie einen Ton in mittlerer Tonlage auf dem Vokal „A". Ein paar Mal wiederholte sie diesen einen Ton. Als sie sich sicher fühlte, sang sie, ohne herum zu probieren, die große Terz nach oben. Auch diesen Ton sang sie mehrmals, und fügte dann den Ton zum Dreiklang hinzu. Ich lauschte ihrem Gesang, der entgegen ihrem Sprachvermögen so sicher klang und eine Fülle von Innerlichkeit offenbarte, allein in diesen wenigen Tönen. Diese ersten Töne schienen seelische Bewegung auszulösen. Ich sah ihre Freude und wie sie entspannen konnte. Als ich hörte, dass sie sich sicher fühlte, sang ich ihre Töne mit, um ihr auf diese Weise zu begegnen.

Mit diesen Tönen – ohne Worte – konnte ich ihrer Gefühlslage näher kommen, als es durch Worte möglich gewesen wäre. Durch dieses gemeinsame Musizieren schien sie sich zunehmend aus ihrer lebensbedrohlichen und durch den Krankenhausbetrieb belastenden Situation heraus zu lösen. Über jeden Ton, den wir gemeinsam sangen, freute sie sich. Ihre Atmung wurde für mich merkbar. Ich sah ihre Veränderung und konnte ahnen, wie stark und selbstbewusst sie einmal gewesen war.

Sie sang aus ihrer Seele heraus. In einem Gedicht heißt es: „Ein kleines Lied, wie geht's nur an, dass man so lieb es haben kann", und am Ende heißt es: „Es liegt darin ein wenig Klang, ein wenig Wohllaut und Gesang und meine ganze Seele."[46] Es klang für mich, als offenbarte sie in diesen Tönen ihre Seele.

---

46 Ebner-Eschenbach, Marie von, in: „Schade um all die Stimmen", S. 42, hrsg. von Dorothea Muthesius, Böhlau Verlag, Wien 2001

Es war nicht allein das Singen, das sie so heraus hob aus dem übrigen Geschehen. Auch der Raum musste stimmig sein. Mein kleiner Therapieraum gab jedem, der herein kam ein Gefühl von Geborgenheit. Wichtig war auch, dass ich mir Zeit nahm, um die Patientin in all ihren Facetten – Atmung, Gestik, Mimik – wahrzunehmen. Die Musik und allgemein die Kunst hat die wunderbare Eigenschaft der Zeitlosigkeit, wenn man sich auf sie einlässt. Und diese Momente können besonders intensiv erfahren werden, wenn die Lebenszeit begrenzt ist.

Frau Lehmann war eng in einen Behandlungsablauf eingebunden. Weil sie sich aus diesem Grund unter Leistungsdruck fühlte, gab ich unserer gemeinsamen Zeit keine Begrenzung. Ich ließ alle äußeren Strukturen von Therapieeinheiten los. Frau Lehmann hatte Zeit, sich in den Tönen schöpferisch auszubreiten. Auch war wichtig, alles aus meiner Wahrnehmung auszugrenzen, was mich hätte ablenken können, z. B. Geräusche von außen. Meinen äußeren und inneren Blick lenkte ich auf die Patientin und versuchte, ihre Intentionen der Töne zu lesen und im eigenen Körper zu fühlen, was Frau Lehmann empfand. Ich beobachtete ihre Bewegungen und ihre Körperhaltung, damit das musikalische Zwiegespräch im Wechsel von Geben und Nehmen gelingen konnte.

In einer weiteren Phase, in der Frau Lehmann die Melodie alleine und sicher singen konnte, löste ich mich aus dem Gleichklang und improvisierte tastend um ihre Töne herum. Ich achtete darauf, nicht zu laut zu werden und nicht zu viele Töne auf einmal zu singen. Achtsam mit dem zerbrechlichen Tongebilde umzugehen, bedeutete für mich, nicht zu laut zu singen und nicht zu viele Töne zu improvisieren. Wir wiederholten mehrmals die gleichen Töne, vergaßen dabei jegliches Zeitgefühl. Ich umkreiste ihre Töne als Basis unseres Werkes, das wie eine musikalische Einheit klang. Gemeinsam erkundeten wir die Grenzen ihrer Stimme.

Die Rückkehr zu der eigenen Stimme kann wie ein Strohhalm im Ozean wirken und die Angst vertreiben. Es war, als wanderten wir in diesen Momenten auf den Tönen weg aus ihrer ausweglosen Lebenslage.

Frau Lehmann konnte ihre Töne halten, daraus entnahm ich, dass sie sich in diesem Raum und in der Gemeinsamkeit mit mir sicher fühlte. In diesen Momenten war sie durch ihre Sprachbehinderung nicht ausgegrenzt.

Während ich sie sonst unruhig und gereizt erlebte, wenn sie nach Worten suchte, war sie jetzt gelassen und fröhlich. Ihre Sicherheit, die Töne zu halten, motivierte mich sie zu fragen, ob sie im Chor gesungen habe. Sie antwortete „oh ja". In diesem „oh ja". klang so viel Begeisterung mit. Auf meine Frage, ob wir ein Lied singen wollten, stimmte sie spontan zu. Ich bat sie um ein Lied, aber ihr fiel keines ein. Sie wurde ungeduldig. Darum fragte ich nach dem Kanon „Dona nobis pacem". Ich ging davon aus, dass sie diesen Kanon aus dem Chor kannte. Sie wollte gleich los singen und das Lied in Zeitmaß und Aussprache sofort richtig singen, wie es für sie in der Zeit vor ihrer Krankheit selbstverständlich gewesen war. Ich spürte den Druck, den sie sich machte. Sie sang „Doma mobisch paschem" und war sichtlich enttäuscht von diesem missglückten Versuch. Ich schlug vor, auf einem

Ton ein Wort vorzusingen. Sie versuchte nachzusingen. Das Hören und Ablesen von meinen Lippen half ihr, die Worte zu formen. Sie sang auf einem Ton das Wort „Dona" im Rhythmus ihres eigenen Atems. Mit dem Singen begann sie aktiver und tiefer zu atmen. Meine Aufmerksamkeit richtete ich auf die Veränderung ihrer Atmung, um mich ihrem Atemrhythmus in den gesungenen Worten anzupassen. Auf diese Weise gelang es uns, den Kanon als einstimmiges Lied gemeinsam zu singen. Frau Lehmann wurde sicherer und freute sich an unserem Gesang.

Wir ließen uns lange Zeit von einem Wort bis zum nächsten Versuch. In dieser Ruhe fand sie die richtigen Worte, die richtige Aussprache und freute sich jedes Mal, wenn es ihr gelungen war.

Nach jedem „Dona" machten wir eine Pause um einzuatmen. Dann probierte ich eine Terz höher zu ihrem Ton in ihrem Atemrhythmus mit dem gleichen Wort zu singen. Wenn sie sich nicht genügend Zeit zwischen den einzelnen Tönen zum Atmen nahm, verlängerte ich meinen Ton auf dem Wort „Dona" und sie nahm den Rhythmus auf. So gingen wir Schritt für Schritt zusammen, jede auf ihrem eigenen Ton. Ich erweiterte die Melodie bis zur Quinte und sang im Wechsel, mal auf der Terz, mal auf der Quinte zu ihrem einen Ton, den sie durchgehend halten konnte.

Die Fähigkeit, gemeinsam zu singen, ließ sie für diese Momente vergessen, sprachbehindert zu sein. Wir beide hatten den Mut, die Beziehung aufzunehmen, um das Wechselspiel von Geben und Nehmen einzugehen und aus der Zweiheit eine musikalische Einheit zu gestalten.

Der Impuls zum Singen entstand aus der Begegnung mit sich selbst und mit der anderen. Die Atmosphäre von Geborgenheit in dem Therapieraum machte es zusätzlich leichter, dass wir gemeinsam auf diese Weise singen konnten.

Zwischendurch war ich unsicher, ob sie noch Kraft hatte, um weiterzusingen. Ich fragte sie. Begeistert sagt sie „oh ja" und wollte spontan etwas erzählen. Wieder gelang es ihr nicht. An ihrer Stelle sagte ich, dass es schwer sei, nicht einfach losreden zu können. „Ja, ja, ja" seufzte sie. In diesem dreimal „Ja" klang viel Verzweiflung. Mir fiel das Gedicht „Der Panther" von Rilke ein. Ich zitierte die Stelle: „Ihm ist, als ob es tausend Stäbe gäbe, und hinter tausend Stäben keine Welt."[47] Sie seufzte und sagte mit trauriger Stimme: „So ist es."

Ich bat sie nun, einen neuen Ton anzugeben. Auf diesem Ton sang sie „Dona nobis paschem". Sie schien in diesem Moment so entspannt zu sein, dass sie sich an dem nicht Gelingen des „c" in „pacem" nicht störte. Zunächst sangen wir langsam einstimmig. Als sie sich sicher fühlte, probierte sie einen weiteren Ton und gleich wurden die Worte wieder undeutlich. Aber auch jetzt störte sie sich nicht daran. Die Töne schienen ihr wichtiger zu sein und fielen ihr leichter, so unmittelbar aus ihrer Seele. Dann sang sie im Wechsel von zwei Tönen. Ich improvisierte dazu im Terz- bzw. Quintabstand. Sie war konzentriert und freudig entspannt. Wir machten kurze Atempausen, um den gesungenen Tönen nachzulauschen.

---

47  Rilke, Rainer Maria, „Die Gedichte", S. 451, Insel Taschenbuch Verlag, 1998

Ich hatte den Eindruck, dass sie sich im Singen sicher fühlte und vertraut im stimmigen Zwiegespräch mit mir. Deshalb schlug ich vor, ein Weihnachtslied zu singen. Spontan fiel mir „Was soll das bedeuten" ein, sie stimmte zu. In der Mittellage begann ich zu singen. Sie sang gleich mit und empfand es nicht als Defizit, dass sie die richtigen Worte nicht finden konnte. Sie sang auf „la, la, la" und intonierte eine Terz tiefer eine zweite Stimme. Ich war überrascht und berührt. Um dieses fragile Tongebilde zu erhalten, sang ich, als würde ich auf Zehenspitzen gehen.

Als ich sie in einer kurzen Pause darauf hinwies, dass sie eine zweite Stimme gesungen habe, war sie selber erstaunt.

Dieses gemeinsame Sein im Hier und Jetzt empfand ich als intensiv und nah. An ihrem konzentrierten, aber trotzdem gelösten Gesichtsausdruck sah ich, wie sie mit dem Singen verbunden war und hatte den Eindruck, als löse sie sich in diesen Momenten aus der Umklammerung von Schmerz, Angst, Trauer und Verzweiflung. Das Singen gab ihr die Erinnerung an das verlorene Paradies zurück.

Als nächstes Lied sangen wir „Es ist ein Ros entsprungen." Ich begann zu singen. Sie stimmte ein und sang fragmentarisch den Text. Die Worte, die sie fand, sang sie deutlich. Wieder intonierte sie sicher eine zweite Stimme. Auch beim nächsten Lied „Hört der Engel..." sang sie eine zweite Stimme.

Durch das Singen dieser ihr bekannten Lieder verschmolz in diesen Momenten die Vergangenheit und Gegenwart zu einem Ganzen. „Ich hatte eine Stimme" wurde zu „ich habe eine Stimme". Das hatte die Bedeutung: „Ich werde gehört, ich lebe."

Die Distanz zu ihrem eigenen bisher gelebten Leben wurde in diesen Momenten aufgehoben und konnte ihr helfen, das bisher gelebte Leben in den momentanen Zustand zu integrieren, um auf diese Weise eine zuvor gelebte Lebendigkeit wieder zu spüren und zu erfahren, als würde sie sagen: „Ich bin hier, aber das Gelebte gehört zu mir."

Nach diesem Lied sagte sie: „Das war sehr schön." Aus ihrer Äußerung entnahm ich, dass sie aufhören wollte. Aber den Raum wollte sie noch nicht verlassen. Er war noch erfüllt von Musik. Darum machte ich ihr den Vorschlag, eine Geschichte vorzulesen.

Motiviert durch unser Singen wählte ich eine Geschichte, mit dem Titel: „Der Gesang der Schwarzpappeln." Federico, ein kleiner Junge, steht am geöffneten Fenster und singt „lang gezogene Töne, als wolle er den Wind mit der eigenen Stimme begleiten". Die Mutter kommt hinzu und fragt ihn, ob er dem Wind Gesangsunterricht geben will. Federico antwortet: „Der Wind kann schon singen... Wenn ich singe, habe ich keine Angst vor dem Wind. Dann kann er mich nicht mehr erschrecken. Und ich kann fast so laut und fast so lange singen wie er." Später heißt es weiter: „Der Wind macht nicht nur hohle Geräusche. Er lässt auch die Bäume Lieder singen. Lieder mit hohen und tiefen Tönen. Man muss nur die richtigen Ohren dafür haben. – Die Bäume haben ihre eigenen Stimmen, die der Wind aufweckt, wenn er sie durchweht. Und auch Federico hat seine eigene Stimme entdeckt. Er hat laut in den Wind hineingesungen, und das hat ihn ganz mutig und groß gemacht. Die eigene Stimme kann die Angst vertreiben, auch wenn die ihm manchmal die Kehle zuschnürt. Federico wird dagegen ansingen. Soll der Wind nur so kalt und schauerlich wehen, wie er will."[48]

Ich las die Geschichte ähnlich einem gesungenen Rezitativ. Zwischendurch schaute ich zu der Patientin, um zu sehen, wie sich ihre Mimik veränderte, ob sie noch zuhören konnte oder vielleicht müde wurde. Frau Lehmann hörte aufmerksam zu, schmunzelte an einigen Stellen und an anderen Stellen lächelte sie zustimmend.

Als ich zu Ende gelesen hatte, lauschte sie dem Gehörten noch nach, schaute mich an, und sagte: „Das war ein wunderschöner Nachmittag". In einem Augenblick der Stille ließen wir die Zeit, in der so viel bewegt worden war, noch nachklingen. Es fiel ihr schwer, den Therapieraum zu verlassen. Beim Hinausgehen hielt sie noch einmal inne und sagte langsam und deutlich: „Eine sehr schöne Herberge ist das hier... Es war so befreiend, so ganz weg von allem hier im Krankenhaus."

In der Begegnung mit Frau Lehmann sah ich es als meine Aufgabe an, nach ihren Quellen der Freude und Lebendigkeit zu suchen. Die Rückkehr zu der eigenen Stimme kann in dieser Zeit wie ein Strohhalm im Ozean wirken und Angst vertreiben.

Mit jedem Ton, den wir singen, können wir uns aus dem Schweigen befreien. Es ist eigentlich ganz einfach: Um zu singen, müssen wir nur unseren Mund öffnen, den Atem fließen lassen und unsere Stimme klingen lassen.

48 Vahle, Frederik, „Federico oder das Leben ist kein Hühnerspiel", S. 16f, Beltz Verlag, Weinheim u. Basel 1995

### 4.1.1 Lieder, die vom Leben erzählen

> *„Ein kleines Lied*
> *Wie geht es an,*
> *dass man so lieb es haben kann,*
> *was liegt darin? Erzähle!*
> *Es liegt darin ein wenig Klang*
> *Ein wenig Wohllaut und Gesang*
> *Und meine ganze Seele."*[49]

Der „Wohllaut" eines Liedes ist das Schöne, das der Singende in dem Lied sucht. Wenn Menschen guter Dinge sind und sich nicht scheuen, ihre Gefühle zu äußern, dann singen sie mit ihrer „ganzen Seele".

Das Singen als künstlerischer Vortrag vor einem Publikum ist ein sich darstellendes Singen. Künstler singen im Dienste der Komponisten. Sie bringen die Komposition zum Klingen und treten mit dem Publikum in Beziehung. Der Kunstgesang ist ein physisch-psychischer Vorgang im Gleichgewicht. Das Programm eines Vortrages ist festgelegt und zuvor mit dem Orchester oder Pianisten geprobt, bevor der Künstler vor dem Publikum singt.

Im therapeutischen Singen wird die Auswahl des Liedes oder der Arie erst im Gespräch mit der Patientin getroffen. Ebenso wie die Künstlerin muss die Therapeutin mit dem Lied so vertraut sein, dass sie es im Singen loslassen und sich darauf konzentrieren kann, die Patientin wahrzunehmen.

Das Bewusstsein für das Singen von Liedern kommt aus dem Künstlerischen. Es ist ein individuelles Gestalten und Kreieren eines Werkes. Die Künstlerin gestaltet subjektiv ihre Lieder. Die Therapeutin gestaltet das Lied über die Wahrnehmung, die sie im Moment des Singens von der Patientin gewinnt. Die Künstlerin hat gewöhnlich ein großes Repertoire an Liedern und Arien, aus denen sie einen Zyklus für einen künstlerischen Vortrag heraus sucht, um ihn bis zu dem Termin zu studieren. Da geht es um Interpretation von Text und Melodie. Die künstlerische Musiktherapeutin sollte im Idealfall diese Erfahrung des künstlerischen Vortrages gemacht haben, um das Repertoire an Kunst- und Volksliedern zur Verfügung zu haben. Das Singen in der Musiktherapie unterscheidet sich vom künstlerischen Darstellen. Die Therapeutin singt vorwiegend mit der Kopfstimme. Die Künstlerin singt unter dem Einsatz der vollen Resonanzräume.

Was Künstlerin und Musiktherapeutin als Basis ihres Vortrages von Liedern beherzigen sollten, ist die Tatsache, dass sie dem „Lied Wahrheit einhauchen"[50]. Sich mit dem Wort und Ton zu verbinden, hat mit Wahrhaftigkeit zu tun. Singt

---

49 Marie von Ebner-Eschenbach, „Schade um all die Stimmen, S. 42, von Dorothea Muthesius, Böhlau Verlag Wien 2001
50 Power, Richard, „Klang der Zeit", S. 304, S. Fischer Verlag, Frankfurt a. M. 2004

man ein Lied, mit dem man sich nicht verbinden kann, dann klingen Wort und Ton leblos. Es kann keine Beziehung zum Publikum bzw. zur Patientin entstehen.

Die künstlerische Sängerin wählt ihr Liedprogramm selber aus und hat in einem Liederabend wenig Möglichkeit, ihr lange vorher festgelegtes und einstudiertes Programm zu verändern. Differenzierungen finden in den feinsten Nuancen statt, entstehend aus dem Wechselspiel mit dem Publikum, aber entscheidende Faktoren sind festgelegt, wie Liedauswahl, Interpretationen, vorgegebene Tempi und Phrasierungen, Reihenfolgen und das Zusammenspiel von Gesang und instrumentale Begleitung.

Im künstlerisch therapeutischen Singen – in der hier beschriebenen Arbeit mit schwerstkranken und sterbenden Menschen – hat die Therapeutin ein Repertoire von Liedern und Arien, die ohne Begleitung gesungen werden. Die Wahl eines Liedes entsteht aus dem Moment der Begegnung. Die Interpretation gestaltet sich aus der Wahrnehmung über die Reaktion und Befindlichkeit des Patienten. Auch die Phrasierung und Dynamik des Liedes wird bestimmt von der Wahrnehmung, die man als Therapeutin von der Patientin gewinnt in den Momenten des Singens.

Mit Liedern können Bilder assoziiert werden wie Landschaften oder Szenen aus dem Leben eines Menschen. Lieder wecken Erinnerungen an Kindheit oder andere besondere Situationen, in denen gesungen wurde: „Wir haben immer gesungen, wenn wir putzen mussten." Oder: „Wenn wir im Sommer bei der strengen Großmutter Beeren ernteten, mussten wir immer singen, damit wir nicht so viel naschen konnten." ... Als Frau Ludwig mich bat, das Lied „Weißt du, wieviel Sternlein stehen" zu singen, erinnerte sie sich, dass ihre Oma sie immer auf ihren Schoß gesetzt habe und dann das Lied gesungen habe.

Wenn ein Lied in Melodie und Text dem realen Moment entspricht und der Zuhörer zulassen kann, berührt zu werden, kann es wie eine Erlösung aus einer lang angehaltenen inneren Spannung wirken. Empfindungen und Realität können in künstlerisch-kreativem Ausdruck und Kommunikation verbunden werden.

Volkslieder sind Wurzeln und Fundgrube der meisten anderen Musikgattungen wie Klassik, Popularmusik, Jazz, Rock usw. Das Volkslied entsteht im Volk. Kinder erfinden ihre eigenen Lieder, oder Mütter erfinden Wiegenlieder für ihre Kinder oder Großmütter Erzähllieder für die Enkel. Diese Lieder sind die Basis für das Volksliedgut. Lieder und Melodien verändern sich über Jahrhunderte hinweg nicht. Der Text beschreibt die Stimmung. Die Melodie bringt die Stimmung eines Liedes ins Fließen.

Das Volkslied ist in der Regel ein Strophenlied und eine Einheit von Melodie und Text und bedarf keiner instrumentalen Begleitung. Es klingt für sich.

Ein wichtiges Charakteristikum des Volksliedes ist die Wiederholung von Tonfolgen oder von ganzen Sequenzen. Wiederholung kennzeichnet auch das Rhythmische eines Liedes. Wiederholungsteile gewährleisten die Möglichkeit, das Lied leicht zu lernen.

Die einzelnen Melodien der Volkslieder sind an ganz bestimmte Ereignisse gebunden. Die Bewegung einer Melodienführung oder eines Leitmotivs kann ganz allgemein der Bewegung eines Gemütszustandes, auf den die Melodie einwirken soll, gleichgesetzt werden. Die Melodie eines Liedes kann die innere Haltung eines Menschen widerspiegeln. Wenn die Patientin sich körperlich nicht mehr bewegen kann, so wird sie beim Singen von Liedern in ihrer Seele doch berührt.

Patienten in der Klinik müssen den Rhythmus ihres alltäglichen Lebens aufgeben. Die Abläufe des Klinikalltags schaffen ständige Bewegung in unbekannte Situationen, die von den Patienten oftmals als bedrohlich empfunden werden. In solchen Situationen kann das Singen dieser oder ähnlicher Lieder für Patienten bedeuten, wieder einen Rhythmus in sich selbst und in ihrem Atem zu finden.

Frau Berg wollte in dieser Zeit ihrer Erkrankung keine geistlichen Lieder singen oder hören, obgleich sie abends immer zum lieben Gott betete, wie sie erzählte. Bis zu diesem Tag hatten wir schon einige Begegnungen gehabt, in denen es ihr zeitweilig sehr schlecht ergangen war. Aber zu diesem Zeitpunkt fühlte sie sich besser, und sie war in guter Stimmung. Ich hatte das Liederbuch von Tony Ungerer mitgebracht. Als erstes Lied schlugen wir „Bruder Jakob" auf. Frau Berg kannte es aus ihrer Kindheit. Ich hatte den Eindruck, sie wollte sich ihre Fröhlichkeit mit ebenso fröhlichen Liedern bewahren. Auf Grund ihrer schweren Erkrankung war sie körperlich sehr gebrechlich und darum eingeschränkt in ihrer Bewegungsmöglichkeit.

Aber „Backe backe Kuchen" war Frau Berg doch zu „simpel". Wir blätterten weiter das Buch durch. Sie wählte die Lieder aus, z. B. „Es klappert die Mühle am rauschenden Bach", „Im Märzen der Bauer". Sie wählte die Lieder unabhängig der Jahreszeit und sang mit großer Freude diese Lieder in Erinnerung an ihre Kindheit. „Komm lieber Mai und mache", „ach ja, das ist auch schön", sagte sie. Das nächste Lied war „Alle Vögel sind schon da". Dieses Mal sang sie nicht mit. Entspannt legte sie sich zurück und schloss die Augen. „Kuckuck ruft aus dem Wald" sang sie wieder mit fröhlicher Stimme. Im Wortklang entsprach das Lied ihrer eigenen Art zu sprechen, kurz, und präzise ohne den Klang der Konsonanten oder Vokale auszumalen. Wenn sie ein Lied besonders gern mochte, dehnte sie schon mal die Vokale, wie ein „ö" bei „schön".

Ihre Nachbarin hatte zugehört. Ich wandte mich ihr zu, einer freundlichen alten Dame und fragte, was sie sich wünsche. „Es waren zwei Königskinder". Während ich sang, hatte ich Freude an ihrem selig-glücklichen Gesichtsausdruck. Sie strahlte, und als ich zu Ende gesungen hatte, schenkte sie mir ein dankbares Lächeln.

Anschließend sang ich wieder für Frau Berg: „Sah ein Knab ein Röslein stehen", gefühlvoll wie einen künstlerischen Vortrag. Andächtig lauschte sie. Das nächste Lied sang sie wieder mit: „Ein Vogel wollte Hochzeit halten". Den Refrain

„fiderallala" sang sie mit lauter fröhlicher Stimme. Es folgten noch „Kommt ein Vogel geflogen", „Ein Jäger aus Kurpfalz", „Ein Jäger längs im Weiher ging", „Auf einem Baum ein Kuckuck". Bis hierher kamen wir beim Durchblättern des Buches. Die Patientin wurde müde, sie schien glücklich und zufrieden zu sein.

Frau Berg hatte mir mit dem Singen der ihr vertrauten Lieder viel von ihren Empfindungen mitgeteilt. Ich vermute, dass sie in einem Gespräch sich nicht getraut hätte, über ihre Befindlichkeit zu reden.

Die Gestaltung von Liedern oder Arien richtet sich nach der Befindlichkeit des Lauschenden. Auch die Auswahl und Entscheidung für Lied oder Arie richtet sich nach dem Bedürfnis der Patientin.

Das musikalische Repertoire der Therapeutin muss nicht groß sein, viel wichtiger ist, dass sie Texte und Melodie eines jeden Vokalwerkes souverän beherrscht. Denn das Wesentliche in Liedern und Arien sind die Melodien und Texte.

Zur Zeit unserer Begegnung war Frau Winkler 55 Jahre alt. Sie hatte zum zweiten Mal Leukämie. Als ich in das Krankenzimmer kam, lag sie im Bett. Sie war blass und hatte tiefe Schatten unter den Augen. Mit einem Lächeln begrüßte sie mich. Wir kamen gleich ins Gespräch über gemeinsame Themen wie Anthroposophie und Waldorfschule. Sie war zeitweilig Eurythmistin an einer Waldorfschule gewesen. In den letzten Jahren hatte sie einen kleinen Laden mit Kunsthandwerk aus Ägypten geleitet. Sie äußerte, dass sie müde sei und dass sie einen Ort der Ruhe brauche. Sie war interessiert an meinem Beruf und fragte nach Instrumenten, die ich einsetzte. Ich erwiderte, dass ich vorwiegend mit meiner Stimme Menschen begleiten würde.

Nach dem Gespräch wünschte sie sich, dass ich „etwas Dramatisches" singe, z. B. „Italienische Arien". Ich war überrascht und freute mich. Dieser Wunsch war außergewöhnlich in der Begegnung mit Patienten, noch dazu im Krankenhaus. Ich war etwas befangen, schließlich war es die erste Begegnung mit Frau Winkler und außerdem schien mir die Atmosphäre in einem Krankenzimmer nicht besonders geeignet für einen künstlerischen Vortrag. Ich dachte auch daran, dass man meinen Gesang auf dem Flur hören würde. All diese Gedanken gingen mir durch den Kopf, während ich den richtigen Platz suchte, um singen zu können. Am Ende ihres Bettes schien mir genügend Raum zu sein, um meine Töne klingen zu lassen und ihr genügend Distanz zu geben. Ich wählte die Arie „Ombra mai fu"[51] von G. F. Händel, die ich so häufig konzertant gesungen hatte, dass sie mir vertraut war und ich mich sicher fühlte. Ich sang zunächst nicht mit voller Stimme. Ich schaute die Patientin an. Während ich sang, sah ich in der Mimik von Frau Winkler, dass sie mit Freude lauschte und sich in den Klangstrom fallen ließ. Mit geschlossenen Augen lag sie in ihrem Bett und lächelte. Diese Entspannung nahm mir die Scheu,

51 Jeppesen, Knud, „La Flora, Arie & Antiche Italiane", S. 132, Wilhelm Hansen, Copenhagen 1948

die ich anfänglich hatte. Meine Töne klangen freier. Ich konnte mich auf das musikalische Zwiegespräch mit Frau Winkler einlassen.

Als ich zu Ende gesungen hatte, war es im Krankenzimmer einen Moment still, bis sie die Augen öffnete und mit einem tiefen Seufzer sagte, dass sie diese Musik sehr möge. Um zu erfahren, was sie noch mochte, tastete ich mich musikalisch weiter vor. Ich sang eine Filmmusik von Franz Grothe. Diese fand sie nur „nett" und „zum Lachen". Zum Abschluss des ersten Besuches sang ich auf ihren Wunsch noch einmal die erste Arie.

Bei einem der nächsten Besuche hatten wir zunächst ein langes Gespräch. Danach wünschte sie sich wieder die Arie „Ombra mai fu" und fand sie „wunderschön." Dieses Werk wurde zu unserem Ritual. Vielleicht fühlte sie sich geborgen beim Hören dieser Musik, die ihr inzwischen vertraut geworden war und wollte sie darum jedes Mal wieder hören.

An einem anderen Abend sang ich erst „Ombra mai fu" und dann von Mozart eine Arie aus einer Kantate: „Laudamus". Sie schlief ein. Ich verließ leise das Zimmer.

Am folgenden Tag begrüßte sie mich mit den Worten: „Sie haben eine wunderschöne Stimme, 'Laudamus' schwang noch ganz lange im Raum." Ihre Aussage war für mich erneut eine Bestätigung, dass Musik in der Stille auch noch nachklingt, wenn der musikalische Vortrag aktiv beendet ist.

An einem weiteren Tag war Frau Winkler aufgeregt und angestrengt. Nachdem sie die Gründe erklärt hatte, wünschte sie sich ein „Konzert" zum Abschluss meines Besuches. Wieder nahm ich den Platz am Fußende ihres Bettes ein. Das war der beste Ort im Raum, an dem die Töne frei schwingen konnten. Ich gestaltete ein kleines Konzert mit allen Arien meines Repertoires, die ich auswendig singen konnte. Mir war wichtig, während meines Vortrages die Reaktion der Patientin in Mimik und Bewegung wahrzunehmen. Auf diese Weise konnte ich mein Singen, in Lautstärke, Tempo und im Interpretieren des Textes auf sie abstimmen, damit unser musikalischer Dialog stimmig wurde. Die Arien hatten italienischen bzw. lateinischen Text. Die Arie „Pie Jesu" aus dem Requiem von Fauré gestaltete ich vorwiegend im musikalischen Geschehen und nicht im Text, weil ich aus Erzählungen der Patientin wusste, dass sie zum Islam konvertiert war und sich mit dem christlichen Text nicht mehr verbunden fühlte.

Während ich sang, sah und spürte ich ihre Freude an der Musik. Ich schenkte ihr meine Töne. Ihre Freude kam zu mir zurück und übertrug sich auf meine Stimme. Ich konnte die Töne auf langen Ausatem strömen lassen. Ihre Mimik, die im Gespräch oftmals traurig und dunkel war, veränderte sich. Weiche, beinahe glückliche Züge glaubte ich zu sehen. In einer Pause sagte sie: „Ich liebe es, wenn ihre Stimme aufblüht. Sie haben eine wunderschöne Stimme". Natürlich freute ich mich, dass ich Frau Winkler mit meiner Musik Freude und Wohlgefühl geben konnte. Sie war zudem ein musikalisch kundiger Mensch.

An einem der nächsten Tage besuchte ich Frau Winkler erst spät abends. Sie äußerte, es gehe ihr besser, aber nicht so gut, wie sie es gern hätte. Wir redeten nicht viel. Sie stimmte meinem Vorschlag zu, dass ich gleich mit Singen begann. Da ich gut bei Stimme war, sang ich die beiden italienischen Arien mit kräftiger und hoher Stimme.

Wieder lag sie mit geschlossenen Augen und entspanntem Lächeln. Sie schien sich wohl zu fühlen. Manchmal suchte sie den Blickkontakt mit mir. Es waren Momente großer Nähe zwischen uns. Ich vermutete, dass es auch ihr so erging. Wenn man bedenkt, dass wir uns nicht lange kannten, war dieses Gefühl für sie vielleicht befremdend. Sie musste sich darum wieder in sich selbst zurückziehen, wenn sie ihre Augen schloss. Dieses intensive musikalische Zwiegespräch wurde durch die Geschäftigkeit einer Krankenschwester gestört.

An einem der nächsten Tage hatte ich aus einem Buch vorgelesen. Danach wünschte sie sich, dass ich noch ein Lied oder eine Arie singe. Die Umstellung vom Lesen zum Singen fiel mir schwer.

Die Eigenschaften des Sprechens und Singens haben ihren gleichen Mechanismus in der Entstehung. Aber Sprechen ist in Klang, Dynamik und Rhythmus flach, klangloser, sachlicher, vom Verstand gesteuert. Das Singen entsteht unmittelbar aus der Emotion. Es ist geprägt von Rhythmus, Melodie und Harmonien. Aus diesem Grund brauchte ich eine Weile, um mich vom Lesen auf Singen umzustellen.

Ich sang eine Arie von W. A. Mozart. Während meines Vortrages schaute ich auf Frau Winkler und bemerkte, dass ich keine Verbindung zu ihr bekam. Sie schien gelangweilt zu sein. Danach sang ich die Arie „Ombra mai fu" und bekam spontan Resonanz von ihr.

Nach einer Pause von zwei Wochen kam die Patientin erneut auf die Station. Das Pflegepersonal informierte mich, dass es ihr sehr schlecht gehe. Sie schien zu schlafen, als ich leise das Zimmer betrat. Einen Moment blieb ich an ihrem Bett stehen und wusste nicht so recht, was ich für sie tun konnte. Darum konzentrierte ich mich auf meinen Atem, schaute sie an und überwand auf diese Weise meine Unsicherheit. Ich sang „Ombra mai fu", danach eine weitere Arie. Frau Winkler schien nicht tief zu schlafen, sie zeigte aber keine Reaktion. Nachdem ich geendet hatte, blieb ich einen Moment an ihrem Bett stehen und strich ihr sanft über die Wange. Sie bewegte ihren Kopf in meine Richtung. Ich fragte leise, ob sie mich gehört habe. „Ja" hauchte sie. Ich sagte, dass ich am nächsten Tag wiederkommen würde und verabschiedete mich.

Am nächsten Tag um die Mittagszeit besuchte ich sie wieder. Dieses Mal war Frau Winkler wach. Sie erzählte von ihrem Erlebnis in ihrer Wohnung. Sie sei immer schwächer geworden und sei bereit gewesen zu sterben. Ein Bekannter habe sie so vorgefunden und veranlasst, dass sie wieder ins Krankenhaus kommt. Danach erzählte sie von ihrem Erlebnis mit meinem Singen vom Tage zuvor: „Ich war gestern schon ganz weit weg und dann kam ihr Gesang von irgendwoher und war so wunderschön. Das Singen kam schon von dieser Welt, aber ging mit mir in die andere Welt, das war wunderschön." Ich war berührt und dankbar, dass sie mir dieses Erlebnis erzählte. Hatte ich doch ohne Aufforderung oder ein Signal von ihr intuitiv das Richtige getan. Diese Erfahrung gab mir Sicherheit, Frau Winkler mit meinem Singen in nächster Zeit und in ihrer Sterbephase zu begleiten.

Sie sprach an diesem Tag darüber, dass das Sterben so schwer sei, und sie fürchte, noch da zu sein, wenn ich das nächste Mal kommen würde. Ich bot ihr an, ihr mit meinem Gesang zu helfen, loszulassen. „Ja, das ist gut", meinte sie.

„Vielleicht sollte ich nicht die bekannten Arien singen, die holen Sie zurück", fragte ich. „Ja, das kann sein", erwiderte sie. „Ich werde improvisieren", fügte ich noch hinzu. Worauf sie nichts erwiderte. Ich wünschte ihr, dass sie bald gehen könne und sie sagte „adieu!"

Während des Gespräches strich ich ihr ab und zu sanft über Stirn und Wange. Sie legte ihren Kopf meiner Hand entgegen. Das schien mir ein großer Vertrauensbeweis zu sein. Irgendwann hatte sie erwähnt, dass sie wenig Zärtlichkeit erfahren hatte in ihrem Leben. Ich fragte, ob sie möge, wenn ich zum Abschluss dieses Besuches noch singe. „Ja, gern", sagte sie.

Ich stellte mich wieder an das Ende ihres Bettes und sang „Ombra mai fu". Weil ich müde war und fürchtete, nicht mehr genügend Kraft in der hohen Stimmlage zu haben, stimmte ich ungewöhnlich tief an. Frau Winkler atmete ruhig und lauschte. Am Ende fragte ich, ob sie noch ein weiteres Lied wolle. Sie bat um Wiederholung ihrer Arie. Da ich nun eingesungen war, wagte ich, die Arie in der Original Tonart zu singen. Danach wartete ich einen Moment. Frau Winkler hielt die Augen geschlossen. Es schien, als wäre sie eingeschlafen, aber vielleicht war sie nur weit weg. Ich war unsicher und fragte leise, ob sie noch etwas hören wolle. „Nein", erwiderte sie.

Durch die lange Zeit der Begleitung war eine Beziehung zwischen ihr und mir entstanden, die es mir zu diesem Zeitpunkt schwer machte, sie zu verlassen. Denn ich wusste nicht, ob es das letzte Mal gewesen sein könnte. Ich bedankte mich bei ihr für diese reiche Begegnung. Sie erwiderte: „Ich danke Ihnen auch."

Es war nicht das letzte Mal.

Als ich sie erneut besuchte, ging es ihr wider Erwarten besser. Auf meine Frage, wie sie sich fühle, erwiderte sie: „Schwere Frage" und fügte hinzu, dass es ihr gut gehe. Ich hatte zwei neue Arien mitgebracht und sang eine davon. Sie bat um Wiederholung. Auch die andere Arie sang ich. Frau Winkler lauschte und atmete ruhig. Obgleich es zwei ihr unbekannte Arien waren, sagte sie anschließend: „schön". An ihrer Körpersprache und Mimik nahm ich wahr, dass sie sich, eingehüllt in den Klang, wohl fühlte. Als nächstes sang ich ihre Arie „Ombra mai fu". Auch diese sollte ich wiederholen. Zu sehen, wie sie entspannen konnte und lauschte, beflügelte mich im Singen. Kurz nachdem ich geendet hatte, wurden wir wieder einmal gestört, so blieb Frau Winkler keine Zeit, den Tönen nachzuspüren.

An einem der nächsten Tage hatte ich erneut den Eindruck, die Patientin sei präfinal. Sie war zu schläfrig, um zu reden, und unter der Gabe von Morphium fantasierte sie. An der Bewegung ihres Brustkorbes sah ich, dass sie flach und unregelmäßig atmete. Sie schien angespannt zu sein. Ich begann ihre Arie zu singen. Während des Singens konzentrierte ich mich auf ihre Atmung und fügte mich in ihren Atem ein. Behutsam verlängerte ich die Ein- und Ausatemphase im Rhythmus des Melodienverlaufs. Frau Winkler wurde ruhiger und schien nicht mehr so heftige Bilder zu träumen. Ihr zugewandt sang ich in gleich bleibender Intensität mehrere Male „Ombra mai fu" und eine andere ihr bekannte Melodie. Danach blieb ich still neben ihrem Bett stehen. Nach kurzer Zeit bemerkte ich, dass sie Mühe hatte, auszuatmen. Ich stellte mich in Höhe ihres Kopfes und begann mit der Betonung auf den Ausatem in Sekundschritten zu improvisieren. Mit langen Tönen versuchte ich, ihr zu helfen, hatte aber das Gefühl, sie nicht zu erreichen. In diesem Moment war ich unsicher, ob es gut für sie war, zu singen. Ich hörte auf und wartete. Sie schaute mich an, dabei fiel es ihr schwer, die Augen offen zu halten. Ich wünschte ihr, dass sie ihren Weg zu Ende gehen dürfe. „Enschalla" „ hauchte sie. Ob ich noch mal singen sollte, fragte ich und kündigte an, dass ich danach gehen würde. „Enschalla" erwiderte sie. Dieses Mal stellte ich mich weiter in Distanz zu ihrem Bett in den Raum. Noch einmal sang ich ihre Arie „Ombra mai fu" in hoher Tonlage. Danach verharrte ich einen Moment. Sie schien nun entspannt zu sein, ich sah es an ihrer Art zu atmen. Leise verließ ich das Zimmer.

An einem weiteren Tag kam ich spät zu Frau Winkler. Sie war schläfrig und bat mich, zu singen. Dieses Mal wählte ich eine Arie von Wolfgang Amadeus Mozart mit einem langsamen fließenden Melodienverlauf. Aber die Patientin wurde unruhig. Daraufhin sang ich wieder ihre Arie „Ombra mai fu." Sie begann regelmäßig und tief zu atmen. Auch nach dem Singen hielt die Ruhe an, die sich auf mich übertragen hatte. Ich wünschte ihr eine gute Nacht. Sie dankte und drückte meine Hand.

Als ich Frau Winkler am nächsten Tag besuchte, schien es mir, als befinde sie sich zwischen Erde und Himmel. Ich glaubte, dass sie im Laufe der nächsten Stunden sterben würde.

Dieses Mal wollte ich versuchen, mit dem Singen ihr die Nähe des Himmels zu vermitteln und ihr zu helfen, sich aus dem geplagten Körper zu lösen. Bevor ich begann, sagte ich zu ihr, dass sie nichts mehr tun müsse. Daraufhin versuchte sie auszuatmen und ihren Atem fließen zu lassen. Als ehemalige Eurythmistin wusste sie mit ihrem Atem umzugehen. Dieses Mal sang ich mit Kopfstimme und den Randschwingungen der Stimmbänder in der hohen Tonlage. Mit dieser Art des Singens wollte ich ihr helfen, loszulassen von dieser Welt. Erstaunt schaute sie mich an, mir schien, als habe sie die Veränderung meines Gesanges wahrgenommen. Zunächst stöhnte sie ab und an, als habe sie böse Träume. Es schien mir, als brauchte mein Gesang eine Weile, um ihre Seele zu erreichen. Allmählich wurde sie ruhiger, machte die Augen zu und schien sich in die Musik fallen zu lassen. Zwei- oder dreimal hielt sie den Atem an. In diesen Momenten dachte ich, sie würde sterben. Ich spürte den Wunsch, ihr zu helfen, auf meinen Tönen den Weg in die andere Welt zu gehen.

Zwei Tage später besuchte ich Frau Winkler wieder. Ich sah in ihrer Mimik eine besondere Klarheit, als habe sie sich weiter aus dieser Welt entfernt. Sie sagte, dass es ihr gut gehe. Wir sprachen lange miteinander. Als sie müde wurde, machte ich ihr das Angebot zu singen. Sie stimmte zu. Wie immer sang ich „Ombra mai fu" und improvisierte in der Mittellage. Meine Intention war, sie an diesem Tag und späten Nachmittag mit den tieferen warmen Tönen in den Schlaf zu singen.

An einem weiteren Tag hatte Frau Winkler großen Bedarf zu reden. Danach bat sie um ihre Arie. Ich sang zweimal „Ombra mai fu", wieder mit voller Stimme und in hoher Lage. Sie reagierte mit einem tiefen Seufzer und meinte: „So ein animalischer Laut nach einem so schönen Gesang." Ich empfand ihren Seufzer „als Zeichen des Wohlbehagens nach einer Köstlichkeit".

Als ich sie an dem folgenden Tag besuchte, war sie schläfrig. Deshalb entschloss ich mich, in mittlerer und tiefer Lage im wiegenden Rhythmus und freien Tonfolgen zu summen, als Angebot schlafen zu können. Sie war so blass und zart, dass ich erneut dachte, sie könnte sterben. Dieses Mal stand ich neben ihrem Bett, ihre Hand in meiner Hand. Bei der kleinsten Bewegung meiner Hand öffnete sie ihre Augen und schaute mich an. Sie lauschte entspannt, hatte keine Falten auf der Stirn, ihr Mund war halb geöffnet, ihre Augen geschlossen. Danach fragte ich leise, ob es genug sei. Sie lächelte und sagte „genug". Zum Abschied berührte ich sanft ihre Hand, sie griff nach meiner und drückte sie leicht. Dann ging ich aus dem Zimmer. Es war die letzte Begegnung. Am Sonntag darauf starb sie.

Ich war für sie froh, dass sie nach langer Zeit des Leidens erlöst war. Ich war dankbar für die Zeit mit ihr. Zwischen uns war es sehr stimmig gewesen. Neben den vielen Gesprächen waren meine künstlerisch-therapeutischen Fähigkeiten mit ihr zum Tragen gekommen, vom großen Lied – Arie – zum kleinen Lied – summen, sowie Gedichte rezitieren und Geschichten erzählen. Mit ihrer Resonanz hatte sie mich inspiriert.

Auf der Suche nach dem richtigen Lied oder den richtigen Tönen für Patienten, die sich nicht mehr artikulieren können, bedarf es besonderer Wachsamkeit auf Reaktionen, die man in kleinen Bewegungen der Mimik oder der Extremitäten wahrnehmen kann. Um diese Fähigkeit der sensiblen Wahrnehmung zu erreichen, muss man sich von Zielsetzung und Zeitbegrenzung frei machen. Loslassen von allem, was einengt geschieht in der Ausatmung. Auf diese Weise kann die Suche nach einer seelisch-geistigen Verbindung zu dem anderen Menschen gelingen und die richtige Musik, ob Lied oder freie Töne, gefunden werden, die dem Patienten in diesem Moment gut tut.

Als ich Frau Berner kennen lernte, machte sie auf mich einen bedrückten, traurigen Eindruck. Sie schien mir sensibel zu sein, hatte rote Haare und eine durchsichtige blasse Hautfarbe. Als sie eine von vielen Operationen überstanden hatte, besuchte ich sie ein weiteres Mal. Der Behandlung, die ich beschreiben möchte, waren mehrere Begegnungen vorausgegangen, in denen es zwischen uns sehr stimmig gewesen war.

Sie war schläfrig und konnte noch nicht sprechen. Spontan dachte ich, wie schön sie aussieht. Ich setzte mich an ihr Bett. Die Stille und den Frieden im Krankenzimmer empfand ich als wohltuend. Bevor ich mich der Patientin zuwandte, nahm ich mir Zeit, um selber zur Ruhe zu kommen.

In einer so besonderen Atmosphäre bekommt Zeit eine andere Dimension, als wir sie im alltäglichen Leben gewohnt sind. Die Patienten brauchen vor allem Ruhe. Die übliche Hektik im Krankhausalltag, der wir auch ausgesetzt sind, sobald wir aus dem Zimmer treten, muss draußen bleiben. Gelingt es, Ruhe und Zeitlosigkeit in diesen Momenten der besonderen Begegnung zu leben, können wir Patienten und Angehörigen Angst und Unsicherheit nehmen. Auch Singen kann nur mit innerer Ruhe und Gelassenheit geschehen.

Als ich selber diese Ruhe verspürte, begann ich leise zu singen. Auf der Melodie eines Weihnachtsliedes ließ ich die Töne aus der Stille heraus entstehen und beobachtete die Mimik der Patientin. Es hätte sein können, dass sie in dem Moment Singen nicht mögen würde. Frau Berner zeigte keine Reaktion. Mit dem Lied „Was soll das bedeuten" erzählte ich leise singend die Geschichte von den Hirten, wie sie auf dem Feld ihre Schafe hüten und mit Erstaunen feststellen, dass es „schon taget", als gerade Mitternacht vorbei ist. Mit dieser Erzählung wollte ich Frau Berner aus ihrem verletzten Körper und der Atmosphäre des Krankenzimmers herausführen in die Welt der Hirten. An einigen Stellen im Text lächelte Frau Berner. Um Töne und Geschichte nachklingen zu lassen, machte ich nach dem Lied eine Pause. Ich hatte das Gefühl, der Patientin nah zu sein, wie es häufig sein kann, wenn man für jemanden anderes singt. Ich sang noch zwei weitere Lieder, Frau Berner schlief ein. Zum Abschluss sang ich ihr Lieblingslied „Maria durch ein Dornwald ging", in der Gewissheit, dass ich sie mit dem Lied auch noch im Schlaf erreichen konnte.

Eine Weile blieb ich still an ihrem Bett sitzen. Zum Abschied strich ich sanft über ihre Hand und sagte leise, dass ich am nächsten Tag wiederkommen würde.

„Lieder kann man überall singen, wenn man sie beseelt"[52], schreibt Richard Power. Nur dann ist es möglich, die Seele des anderen zu berühren: wenn man seine eigene Seele im Singen mit schwingen lässt.

Dieses an einem Weihnachtsabend zu erfahren, war ein besonderes Erlebnis. Es war Heilig Abend, als ich Frau Sulian begegnete. Sie war vierzig Jahre alt und an Krebs erkrankt. Sie wusste um ihre schlechte Prognose.

Frau Sulian lag in einem Einzelzimmer. Nichts deutete darauf hin, dass Weihnachten war. Ich konnte auch keine persönlichen Gegenstände wie Photos oder Bücher sehen. Die Neonröhre über ihrem Bett gab einen kalten fahlen Schein. Frau Sulian fühlte sich elend, wie sie sagte. Mit ihrer Zustimmung versuchte ich, in dem Zimmer eine wärmere Atmosphäre herzustellen. Als erstes brachte ich Lichterketten über ihrem Bett an und stellte Kerzen auf. Es schien ihr gut zu tun, dass da jemand war, der etwas anderes tat, als Medikamente zu verabreichen.

---

52  Power, Richard, „Klang der Zeit", S. Fischer Verlag, Frankfurt a. M. 2003

Frau Sulian machte auf mich den Eindruck, erschöpft, dünnhäutig und sehr einsam zu sein. Sie schien sich über meinen Besuch zu freuen und begann aus ihrem Leben zu erzählen. Sie sei „engherzig" und „streng" erzogen worden. Daraus ergab sich wohl, dass sie mit sich selber streng umging. Sie sprach von ihrer Beziehung zu ihren drei Kindern, drei, fünf und sieben Jahre alt, die sie auf eigenen Wunsch seit vielen Wochen nicht mehr gesehen hatte. Frau Sulian äußerte, dass sie sich „eingerichtet" habe, Abschied zu nehmen. Und wenn die Kinder am Telefon seien, reagiere sie „aggressiv": „Ihr bringt mir noch den Tod." Die Patientin wollte Weihnachten nicht zuhause bei den Kindern sein, weil es ihr „zuviel" sei. Sie fügte hinzu: „Es ist ganz gut so, die Kinder müssen sich sowieso an den Abschied gewöhnen, dann können sie es jetzt schon mal üben." Ihre Art, wie sie über sich und ihre Kinder sprach, machte mich sehr betroffen.

Als sie müde wurde, entschuldigte sie sich, dass sie die Augen schließen müsse. Ich fragte, ob es ihr recht sei, wenn ich mich für einen Moment neben ihr Bett auf einen Stuhl setze. Sie schien froh zu sein, dass ich sie nicht verließ. So blieben wir für ein paar Minuten in der Stille miteinander. In diese schweigende Atmosphäre hinein bat sie mich: „Singen Sie für mich Weihnachtslieder". Ohne meine Überraschung zu zeigen, fragte ich, was sie hören möge. Ihr fiel kein Lied ein. So entschied ich mich für das Lied „Maria durch ein Dornwald ging". Dieses Volkslied mit der Melodie in einer Moll-Tonart hat beruhigende und gefühlsbetonte Wirkung, die durch den Text verstärkt wird. Maria schreitet durch den Dornwald, ein Sinnbild für ihr Leid. Sie trägt „ein kleines Kindlein ohne Schmerzen", das etwas Tröstendes hat, wie auch die folgenden Worte, „dass die Dornen Rosen" tragen, sind eine Metapher für Trost. Leid und Freud liegen in diesem Lied, wie auch im Leben, dicht bei einander.

Auch Frau Sulian durchschritt einen „Dornenwald", voll Schmerz und Leid. Ich hoffte, sie mit diesem Lied trösten zu können. Während ich sang, blieb ich neben ihr sitzen, weil ich die Befürchtung hatte, dass sie es als Störung empfunden hätte, wenn ich extra aufgestanden wäre.

In der Intention, ruhige und fließende Melodien zu singen mit Texten, die tröstend, aber nicht dramatisch waren, wählte ich weitere Lieder aus. Während des Singens schaute ich Frau Sulian nicht an. Mir erschien der Augenkontakt für sie zu unmittelbar. Um sie auf behutsame Weise zu erreichen, sang ich leise und in mittlerer Tonlage. Die Melodie hatte Vorrang, die Texte rezitierte ich mehr, als dass ich sie interpretierte. In dem Lied „Was soll das bedeuten" sang ich die Melismen leicht, dass vor allem der Melodienfluss blieb. Wie ein Gebet sang ich das letzte Weihnachtslied: „Ich steh an deiner Krippen hier", von Johann Sebastian Bach. Aus ihren Erzählungen hatte ich entnommen, dass sie der evangelischen Kirche angehörte und sehr gläubig war. Als ich dieses Lied zu Ende gesungen hatte, blieben wir einen Moment lang still. Frau Sulian öffnete ihre Augen und sagte mit weicher Stimme: „Sie sind heute Abend mein Engel." Ich war berührt von ihrer so unmittelbaren Resonanz. Dieser „Engel" zu sein erschien mir so groß, dass ich spontan erwiderte, ihr Engel habe mich vielleicht zu ihr geschickt. Leise und lächelnd sagte sie: „Vielleicht". Wir blieben geraume Zeit still miteinander. Mit dem Versprechen, wieder zu kommen, verließ ich sie, nachdem ich noch ein Lied gesungen hatte.

Nach circa einer halben Stunde kehrte ich zu ihr zurück. Dieses Mal hatte ich Weihnachtsgeschichten von K. H. Waggerl mitgebracht. Es handelte sich um liebevolle Geschichten, die ich wie kleine Szenen rezitierte. Mir waren die Texte vertraut, so konnte ich sie in der Weise gestalten, wie ich die Resonanz der Patientin wahrnahm. In ihren Gesichtszügen erkannte ich, dass sie Freude an den Geschichten hatte. Ab und zu huschte ein Lächeln über ihr Gesicht. Zwischendurch sagte sie: „Sie müssen aber nicht so viel Zeit mit mir verbringen". Es schien ihr fremd zu sein, dass sich jemand so viel Zeit für sie nahm. Ich beruhigte sie, an diesem Abend „alle Zeit dieser Welt" zu haben. Irgendwann äußerte sie den Wunsch zu essen, und das konnte sie nur allein, wie sie sagte. Ich verabschiedete mich von ihr. Die darauf folgenden Tage war ich regelmäßig bei Frau Sulian, bis sie nach Hause entlassen wurde. Kurze Zeit später bekam ich die Nachricht von ihrem Tod. Die Begegnung mit diesem Menschen hatte mich sehr berührt. In der kurzen Zeit, die uns blieb, versuchte ich, mit Gesprächen, Liedern, Geschichten und Momenten der gemeinsamen Stille ihr Geborgenheit und liebevolle Zuwendung zu geben.

Der Impuls zum Singen setzt voraus, dass wir mit dem schwerkranken Menschen im Einklang sind, ganz gleich zu welcher Zeit, an welchem Ort. Wir nehmen das Moment wahr, in dem die Patientin zulässt oder darum bittet, dass wir singen. Oftmals entsteht zunächst eine Verbindung auf der Sprachebene. So war es auch in der Begegnung mit Frau Martin. Sie war eine ruhige, zurückhaltende Frau. Die Patientin hatte schon eine längere Krankengeschichte hinter sich.

An einem der folgenden Tage war sie müde und ungeduldig. Sie hatte zahlreiche Untersuchungen über sich ergehen lassen müssen, empfand die Wartezeit von der Untersuchung bis zum Ergebnis „unerträglich" und hatte Angst vor einer negativen Nachricht. Dieses Mal wollte sie kein Gespräch. Sie sehnte sich nach Harmonie von Tönen, als polares Bedürfnis zu der Disharmonie ihres Zustandes. Frau Martin wünschte sich ein Kinderlied. Ich sang „Komm lieber Mai und mache"... „wie möchte ich doch so gerne ein Veilchen wieder sehn..., am Bache spazieren gehen"... So lautet fragmentarisch der Text der ersten Strophe. Mit trauriger Stimme sagte sie anschließend: „Da ist so viel Wahres drin für mich, Veilchen und spazieren gehen..." Ich setzte den Satz fort „es wäre schön, wenn sie das alles könnten. „Ja", sagte sie und erzählte, dass sie mit ihrem Mann und den Kindern viel gewandert war. In Ihrem Blick sah ich, wie sie sich nach der Realität dieser Bilder sehnte. Um nicht weiter daran zu denken, bat sie um weitere Lieder. Ich fragte, warum sie gern Kinderlieder hörte. „Die sind so schön einfach und eingängig", erwiderte sie. Ich sang „Kommt ein Vogel geflogen" und hielt mitten im Text inne, weil es heißt „von der Mutter einen Gruß." Ich hatte ein ungutes Gefühl, weil Frau Martin Mutter von drei Kindern war, die sie zu der Zeit nicht sehen konnte. Da sie nicht reagierte, sang ich das Lied zu Ende. Anschließend begründete ich meine Unterbrechung, dass der Text sie als Mutter traurig stimmen würde. Sie nahm es gelassen und meinte: „Egal, ist ein schönes Lied". Unser kleines Konzert setzte ich fort mit dem Lied von Robert Schumann „Marienwürmchen setze dich..." Das kannte sie nicht, fand es aber „schön". Mehr wollte sie in dieser Stunde nicht hören. Sie bedankte sich für meinen Besuch und schaute mich mit ihren großen, sprechenden Augen an.

„Das ruhende Moment eines jeden Abendliedes liegt in der Melodie und im Rhythmus. Die Worte können Bilder von Ruhe und Frieden entstehen lassen, idyllische Landschaften oder wohltuende Erinnerungen an Situationen aus der Vergangenheit des Menschen. Sie können am Ende eines Tages ein Gefühl von Geborgenheit und Ruhe vermitteln."[53]

Frau Berg fühlte sich an diesem Abend elend. Anstelle einer Geschichte wollte sie lieber das Abendlied „Guten Abend, gute Nacht" hören. Sie faltete die Hände, schloss ihre Augen und während ich das Lied sang, sprach sie den Text lautlos mit. Sie hatte mir gesagt, dass sie jeden Abend zum lieben Gott bete. Nach dem Singen klatschte die Nachbarin, die schwerhörig war. Frau Berg sagte mit andächtiger Stimme: „Wunderschön."

Anschließend unterhielten die beiden Frauen sich darüber, dass man heute die Lieder gar nicht mehr hören würde, weil keiner sie mehr kennt. Um die Atmosphäre der Ruhe zu vertiefen, sang ich noch „Der Mond ist aufgegangen". Ich beendete das Lied mit dem Vers: „Wie ist die Welt so stille", in dem es heißt: „Wo ihr des Tages Jammer verschlafen und vergessen sollt." Das traf auf beide Patientinnen zu. Sie hatten an diesem Tag besonders viel „Jammer" erlebt. Den nächsten Vers ließ ich aus. Die Zeile „verschon uns Gott mit Strafen" sollte man ihnen nicht auch noch aufbürden.

Nach dem Singen setzten sie ihr Gespräch über Volkslieder fort und erzählten aus ihren Erinnerungen, die sie durch das Singen lebendig assoziierten. Ihre Erzählungen motivierten mich, weiter zu singen. Ich wählte nun allgemein bekannte Volkslieder aus, zum Beispiel „Wenn alle Brünnlein fließen". Wenn mir der Text fehlte, soufflierten die beiden Frauen und sangen mit. Auf diese Weise konnten wir vier Strophen zusammen singen. Dann war es Zeit „Gute Nacht" zu sagen mit dem Versprechen, dass ich das nächste Mal ein Volksliederbuch mitbringen würde.

Die Gestaltung eines Liedes in Interpretation, Phrasierung und Stimmlage entsteht im Moment des Singens, wenn man die Befindlichkeit der Patientin wahrnimmt.

Nach einem längeren Gespräch fragte ich Frau Lens, ob sie Musik möge. Sie erzählte, sie habe früher Blockflöte gespielt. Aber sowohl Flöte spielen als auch singen könne sie nicht mehr. Ich bot ihr an, ein Abendlied für sie zu singen. Sie wünsch

---

53  Hodenberg, Friederike von, „Weißt du, wieviel Sternlein stehen" (CD), CD-Booklet, Ganser und Hanke, Homberg 2009

te sich „Guten Abend, gute Nacht." Ich stellte mich in Distanz zu ihrem Bett und begann in hoher Stimmlage zu singen. Intuitiv empfand ich, dass Frau Lens die hohen Töne brauchte, um von ihren Gedanken und Sorgen loszulassen. Die Patientin stellte den Becher mit Griesbrei weg, legte sich hin und schloss ihre Augen. Während ich sang, hörte ich leise Töne von ihr. Ob es Seufzer waren oder Töne, die dem Lied zugehörig waren, konnte ich nicht deuten. Während des Singens richtete ich meine Aufmerksamkeit auf sie. Die Gestaltung des Liedes ergab sich aus meiner Aufmerksamkeit, die ich auf die Patientin richtete. Zugleich empfand ich eine Verständigung zwischen ihr und mir, die in nur zwei Begegnungen entstanden war. Während des Singens spürte ich intuitiv, dass Frau Lens bald sterben würde. Das prägte mein Singen. Ich interpretierte den Text, und ich sang das Abendlied mit Intensität in Melodie und Textausdruck, um ihr damit zu sagen, mein Gesang möge dazu beitragen, dass sie in Frieden sterben könne.

Als ich zu Ende gesungen hatte, öffnete sie die Augen und sagte lächelnd: „Das ist schön, danke! Das habe ich jeden Abend meinen Alten gesungen. Jeden Abend haben sie um mich herumgesessen, und ich habe das Lied gesungen."

Frau Lens starb am nächsten Tag.

Die Auswahl von Liedern wird nach verschieden Kriterien getroffen: Jahreszeiten oder Tageszeiten können eine Rolle spielen, Frühlingslieder oder Weihnachtslieder, Morgen- oder Abendlieder können Struktur geben, wenn das eigene Leben aus den Fugen geraten ist.

Während meiner Begleitung von Frau Schorun wollte ich ihr durch Singen von Liedern Orientierung im Tagesablauf vermitteln. Ich wurde zu der Patientin gerufen, als sie noch im Koma lag und künstlich beatmet wurde. Sie litt unter Tetraspastik mit minimalen Bewegungen des Kopfes. Sie war erblindet, aber ihr Blick zentrierte sich auf das Hören von Sprache und Gesang. Sie wirkte auf mich regungslos, zeigte keinerlei Reaktionen und schien mir in ihren Bewegungen erstarrt. Ihre Selbstständigkeit war in diesem Zustand vollkommen aufgehoben. In der Atmosphäre der Intensivstation und unter dem traumatischen Erleben musste sie unter großem emotionalen Stress stehen. So lebte sie in seelischer Abgeschiedenheit und vollkommen in sich zurückgezogen. Zu dem Zeitpunkt, als ich die Therapie bei ihr aufnahm, war noch nicht klar, welche Schädigung ihr Hirn durch Sauerstoffverlust erlitten hatte.

Es ist bekannt, dass vor allem der Klang von Stimme diese Menschen in ihrer Emotionalität erreichen kann. Diese Hoffnung hatten die Freunde der Patientin, als sie mich baten, Frau Schorun zu begleiten. Um mehr über ihr Leben und ihre musikalischen Vorlieben zu erfahren, bat ich um ein Treffen mit ihrer Freundin.

Es war an einem Abend, als ich sie das erste Mal besuchte. Inzwischen kannte ich ihre Vorgeschichte und war erschüttert, eine vormals lebensfrohe, junge Frau von vierzig Jahren so hilflos und verletzt zu erleben. Nachdem ich ihr gesagt hatte, wer ich bin und dass ich für sie singen würde, begann ich mit dem Abendlied, von dem ich annahm, dass es ihr vertraut war: „Der Mond ist aufgegangen", danach entschied ich mich für „Guten Abend, gute Nacht" und zum Schluss „Die Blümelein, sie schlafen". Frau Schorun hatte vor ihrem Unfall als Bewegungstherapeutin mit Kindern gearbeitet. Daraus schloss ich, dass sie das letzte Lied auch kannte. Der Charakter des ersten Abendliedes ist die Beschreibung abendlicher Stimmungen. Das zweite Abendlied, wohl das bekannteste, hat einen anrührenden, man könnte sagen, romantischen Text. Das Kinderlied schließlich beschreibt die kindliche Sichtweise auf die Abendstimmung. Mit dieser Musik wollte ich ihr Zärtlichkeit, Geborgenheit und Ruhe vermitteln. Dieses Ritual wiederholte ich täglich am Abend. Während ich sang, zeigte sie jedes Mal die gleichen Reaktionen: Zunächst war sie wach, ihre weit geöffneten Augen gingen unruhig hin und her, und ihre Extremitäten waren beeinflusst von spastischen Krämpfen. Wenn ich mich zunächst mit leisen Worten ihr zuwandte, hielt sie mit den Augen inne. Sobald ich mit Singen begann, suchte sie den Ort, woher die Töne kamen. Sie richtete ihre Aufmerksamkeit auf mein Singen. Ich sah es an ihren Augen, die nicht mehr hin und her irrten, sondern ruhig auf mich gerichtet waren. Ich hatte den Eindruck, dass Frau Schorun allmählich entspannen konnte. Die spastischen Krämpfe wurden weniger, ihre Hände öffneten sich. Ich sang eine Weile, meine Wahrnehmung intensiv auf sie gerichtet. Alles um mich herum blendete ich vollkommen aus. Interpretation und Tongestaltung geschahen aus der Resonanz, die sie durch kleinste Bewegungen in Mimik, Augen und Körperhaltung mir gab. Nach einer Weile schloss sie ihre Augen und schien zu schlafen.

Mein Anliegen war, durch dieses Ritual, jeden Abend um die gleiche Zeit Abendlieder zu singen, Frau Schorun den Tag-Nacht-Rhythmus nahezubringen. Im Verlauf der ersten acht Wochen, in denen ich ausschließlich für sie sang, erlebte ich, dass sie mich an meiner Stimme erkannte. Durch die Intensität dieser täglichen Begegnung hatte ich das Gefühl, dass sie sich in meiner Nähe geborgen fühlte, sobald ich mich ihr zuwandte und mit ihr sprach. Ihre Gesichtszüge entspannten und ihre blinden Augen bewegte sie in die Richtung, aus der meine Stimme kam.

Daraus schloss ich, dass wir im Dialog waren, sowohl auf der Ebene der Sprache als auch durch das regelmäßige Singen. Ich war überzeugt und sah mich durch die Erfahrung anderer im Umgang mit Wachkoma-Patienten bestätigt, dass ich mit meiner Musik Frau Schorun in ihrer tiefen Bewusstlosigkeit und Abgeschiedenheit, im Rückzug und der Bewusstseinsform erreichen konnte. Bedingung war zum einen die absolute Zuverlässigkeit meiner Besuche täglich zur gleichen Zeit und das Wiederholen und Ritualisieren der ihr bekannten Abendlieder.

Im Verlauf der Wochen veränderte sich der Zustand von Frau Schorun. Sie wachte aus dem Koma auf, verblieb aber im Wachkoma, im Appalischen Syndrom.

In dieser Zeit entstand eine intensive therapeutische Beziehung zwischen Frau Schorun und mir. Meine Lebenssituation machte es möglich, in ihrer Nähe zu bleiben und Frau Schorun weitere drei Jahre mit Musiktherapie zu begleiten. Sie wurde aus dem Krankenhaus entlassen und in die Pflegestation einer Anthroposophischen Einrichtung verlegt. Dort nahm ich die Verbindung zu ihr wieder auf, sang weiterhin Lieder für sie und nahm freie Improvisation hinzu. Der Zustand der Patientin veränderte sich in der nächsten Zeit nicht. Sie wachte aus dem Appalischen Syndrom nicht wieder auf.

Singen als unmittelbares Medium kann den Menschen in seiner seelischen Existenz auch noch erreichen und berühren, wenn die Verständigung auf der sprachlichen Ebene nicht mehr möglich ist. Dieses gilt für die Behandlung von komatösen Patienten wie auch für die Intervention mit Singen bei schwerkranken und sterbenden Menschen.

Es gibt Menschen, die in ihrem Leiden keine Kraft haben, ihre Zweifel und Ängste anzusprechen. Dann kann es heilsam sein, mit einem Lied Trost, Hoffnung oder Vertrauen zu vermitteln. Lieder können Trost, Kraft und Hoffnung geben. Das „Ave Maria" von Franz Schubert ist eines der besonderen Kunstlieder, die von Patienten immer wieder gewünscht wurden. Aus diesem Grunde möchte ich mit der Beschreibung eines besonderen Dialoges auf dieses Lied näher eingehen.

Zunächst eine allgemeine Betrachtung zu dem Lied: Franz Schubert (1797–1826) schrieb dieses Lied mit 17 Jahren. Es gehört zu einem Zyklus von drei Liedern mit dem Titel „Ellens Gesang". Das Lied hat drei Strophen, die Melodie behält eine gleichbleibende Begleitung. Die Gedichtstrophen sind in Gedanken und Stimmungen unabhängig von der instrumentalen Begleitung.[54] Es gibt verschiedene Ausführungen über die Bearbeitungen der instrumentalen Begleitung. Diese spielt aber für die therapeutische Arbeit, wie ich sie aufzeigen möchte, keine Rolle.

Die Wiederholung von „Ave Maria" am Anfang und Ende jeder Strophe wirkt meditativ. Die Hinführung von dramatischem Text zurück zum „Ave Maria" wirken wie auf einen Punkt zentriert und können dadurch Emotionen und Nebengedanken ausblenden. Diese Zentrierung auf die beiden Worte kann für Patienten hilfreich sein, in ihrem Ich-Selbst anzukommen. Als Gebet ist es in der Sprache verhaftet und in der Dramatik in der Erdenschwere, aus der die Menschen sich am Ende ihres Lebens lösen wollen. Die Anrufung der Jungfrau Maria als Göttliche Macht im Gebet hat etwas Flehendes, Dramatisches, das durch die Musik, wie Schubert sie für dieses Lied komponiert hat, beseelt wird. Auf diese Weise kann Singen oder Hören dieses Gebetes, in dem Text und Melodie untrennbar verbunden sind, heilend auf die Seele des Menschen wirken.

Das Geistige ist das Heilsame in diesem Lied. In dieser „Hymne an die heilige Jungfrau"[55] klingt die Hoffnung auf eine höhere Macht an, die dem Menschen Frieden bringt. Auch im üblichen Sinne „ungläubige" Menschen können auf diese Weise aus dem Lied Kraft und Hoffnung schöpfen, im Tod in einer geistigen Welt geborgen zu sein.

54  bearbeitet nach D. Fischer-Dieskau, „Auf den Spuren der Lieder", S. 243, dtv/Bärenreiter, Kassel 1976
55  Reclams Lied-Führer, S. 275, Stuttgart 1973

Durch die Dramatik der Worte und die Kompositionsart ist dieses Lied sehr ausdrucksstark. Im künstlerischen Vortrag kann sich die Sängerin zur Gestaltung des Liedes diese Eigenschaft zu Nutze machen.

Im therapeutischen Dialog ging es darum, der Patientin den Wunsch zu erfüllen, das Lied als Gebet zu singen. Intensität im Ton-Atemfluss, ruhige Atemführung mit einem langen Atemstrom und die freie Gestaltung von Zeiteinheit können das Kunstlied in ein gesungenes Gebet verwandeln.

Jeder Vokal löst unterschiedliche Empfindungen aus. Das „A" wie es im „Ave Maria" klingt, kann man als ein Erleben in der Mitte, dem Herzen nah, beschreiben, von dem der Lebenspuls ausgeht.

Das „V" in dem ersten Wort „Ave" verbindet als Konsonant die zwei Vokalen „A" und „E" und auch in dem Wort „Maria" fügt sich der Konsonant „M" in den Klangstrom der folgenden klingenden Vokale „A" und „I". Im Gleichgewicht von Laut und Ton können diese beiden Worte eine befreiende Wirkung haben.

Das weich fließende „M", auch „Klinger" genannt, fügt sich in den Klangstrom zwischen die Vokale „A" und „I" ein.

Die beiden Worte „Ave Maria" werden zu Anfang und Ende einer jeden Strophe gesungen. Die Wiederholungen der Anrufung an Maria bewirken zum einen Intensität im Ausdruck, zum anderen erhält das Lied eine besondere Struktur, die wohltuend und beruhigend wirken kann.

Die Anrufung Marias mag im Text für die Sprache heute kitschig klingen. Wenn man aber bedenkt, dass es sich um einen schwerkranken Menschen handelte, der sich dieses Lied gewünscht hat, so kann man sagen, dass in dieser Phase des Lebens andere Kriterien wichtiger waren als in einem so genannten „normalen" Leben.


Die Ärztin hatte der Patientin geraten, mit jemandem „Professionelles" über ihre Probleme zu reden. Deshalb wurde ich gebeten, sie zu besuchen. Das Pflegepersonal warnte mich, sie sei „furchtbar abweisend". Sie gaben mir nur zehn Minuten, dann würde sie mich wegschicken.

Als ich der Patientin das erste Mal besuchte, hatte ich den Eindruck, dass sie von der Aussichtslosigkeit ihrer Erkrankung wusste, auch wenn sie es nicht ansprach. In ihrem beinahe erstarrten Gesichtsausdruck glaubte ich die Nähe des Todes zu sehen. Spontan hatte ich den Wunsch, ihr mit meiner Stimme helfen zu können.

Frau Arni begrüßte mich mit der Feststellung: „Sie sind Musikpädagogin". Ich berichtete, ich sei Musiktherapeutin Darauf ging sie nicht näher ein. Sie erzählte, dass sie früher Geige gespielt habe. Vermutlich war das ein Grund, weshalb sie mich als „Musikpädagogin" bezeichnete. Jeden anderen würde sie „rausschmeißen", sowohl Psychologen als auch Pfarrer, aber ich könne bleiben, äußerte sie. Daraus schloss ich, dass sie mit Therapie nichts zu tun haben wollte.

Auf ihre spezielle Art zu reden ließ ich mich ein, und das schien ihr zu gefallen. Ich durfte viel länger bleiben als die vorher geschätzten zehn Minuten.

Die Patientin war eine erfolgreiche Geschäftsfrau gewesen. Wenn es um Geschäfte ging, hatte sie sich vermutlich energisch durchgesetzt. Diesen speziellen Ton, eher befehlend als bittend, hatte sie auch im ersten Gespräch mit mir. Auf ihre erste Frage, ob ich das Lied kenne, äußerte ich, dass ich es kenne, aber nicht kann. Daraufhin erwiderte sie: „Dann lernen Sie es für mich." Hinter ihrer rüden Art vermutete ich große Verletzlichkeit in dieser Zeit ihrer schweren Erkrankung.

Das erste Gespräch mit Frau Arni glich einem Spiel mit Worten, die wie Pingpong-Bälle hin und her flogen. Ich vermutete, dass diese Art von Dialog ihr dazu diente, zu prüfen, ob ich sie respektieren würde. Für eine ehemals selbstbewusste und autonome Frau, wie es Frau Arni gewesen war, musste es schwer sein, ihre Eigenständigkeit aufzugeben, um Hilfe bitten zu müssen und diese anzunehmen. Sie hatte einen sehr eigenen Ton, der von anderen nicht unbedingt als Hilferuf wahrgenommen werden konnte.

Nach dem ersten Besuch teilte Frau Arni der Ärztin mit, sie habe beschlossen, dass ich das „Ave Maria" auf ihrer Beerdigung singen sollte. Dies geschah zu einem Zeitpunkt, als sie mich noch nicht hatte singen hören. Ich erfuhr davon zunächst über die Ärztin und schloss daraus, dass unser erster Dialog stimmig gewesen war. Schwerkranke Menschen wie Frau Arni haben ein feines Empfinden dafür, wer oder was ihnen wohl tut. Todesängste öffnen den Menschen Auge und Seele für die Begegnung mit dem anderen.

In der zweiten Begegnung erzählte Frau Arni zunächst Allgemeines über ihre Familie. Als sie sich müde zurücklehnte, bot ich ihr an, das „Ave Maria" zu singen. Bevor ich begann, meinte sie: „Das singen sie auf meiner Beerdigung." Wohl vorbereitet, erwiderte ich, nicht zu wissen, wann und wo diese stattfinden würde. Und ob ich zu diesem Zeitpunkt in Hamburg sein würde. Sie nannte mir den Ort. Was den Zeitpunkt betraf, meinte sie, ich würde dann da sein. Ich ließ mich auf ihre Bitte ein, weil ich das Gefühl hatte, dass sie diese Gewissheit beruhigte. Nun bat sie mich, das Lied zu singen. Durch das vorhergehende Gespräch war ich noch auf der gedanklichen Ebene und musste den Wechsel aus dem verbalen Dialog zu dem Vortrag des Liedes vorbereiten. Für einige Momente suchte ich meinen eigenen Atem-Rhythmus. Im Ausatmen bemühte ich mich, das eben Gehörte loszulassen, um in die innere Ruhe zu kommen. Außerdem musste ich in diesem Moment erspüren, welche Nähe oder Distanz sie ertragen konnte. Ich stellte mich in einiger Entfernung zu der Patientin, weil ich sicher war, dass Frau Arni viel Distanz brauchte. Hinter ihrer schroffen Art spürte ich ihre Angst vor allzu großer Nähe.

Während ich wartete, bis die Patientin sich in ihrem Bett zurückgelegt hatte, stimmte ich mich auf die Atmung von Frau Arni ein. Ich beobachtete sie, schaute auf das Heben und Senken ihres Brustkorbes. In einer mittleren Tonhöhe begann ich zu singen. Die Entscheidung für diese Tonlage entsprach meiner eigenen stimmlichen Tagesform und der Art des Liedes als Gebet. Ich sang den Text deutlich artikuliert, aber emotional zurückhaltend. Ich gab dem Lied meine Stimme und versuchte, das gesungene Gebet im Raum klingen zu lassen im Gleichgewicht von Klang und Laut. Die Worte waren wichtig, durften aber nicht überbewertet werden. Der musikalische Strom musste erhalten bleiben, und der Text war der Musik untergeordnet.

Ich sang in der Mittellage, um nicht noch zusätzliche Dramatik in exponierte hohe Töne zu legen. Es ging darum, der Patientin durch das Lied Vertrauen, Zuwendung und Ruhe zu vermitteln. Aus den ersten Gesprächen hatte ich erfahren, dass sie nicht gläubig war und keine Verbindung zur Kirche hatte. Aber in dieser Phase ihres Lebens sehnte sich Frau Arni nach einer spirituellen Macht, durch die sie Frieden finden könnte. Darum wählte sie dieses Lied, so war meine Vermutung. Außerdem konnte ihr das Singen Schutz bieten vor einer eventuellen Bedrängung in einem Gespräch, in dem sie ihre Angst hätte benennen müssen. Vermutlich konnte sie das in dieser Zeit nicht verkraften. Im Lauschen des Liedes bestand die Möglichkeit, zu ihren Emotionen Verbindung zu behalten. Sie fühlte sich von mir akzeptiert und nicht allein gelassen in dem musikalischen Dialog.

Während des Singens behielt ich Blickkontakt zu der Patientin, um bei der feinsten Veränderung ihrer Atmung und Geste, ausgelöst durch Gefühle und innere Gedankengänge, meinen Atem und meine Art zu singen diesen subtilen Veränderungen anzupassen. Mein eigenes Empfinden von Frieden, das ich im Dialog mit der lauschenden Patientin und im Singen von einzelnen Passagen hatte, durfte mich nicht verleiten, die Beziehung zu der Patientin zu gefährden, im Bestreben noch mehr Innigkeit in den Ausdruck des Liedes zu bringen. Die Versuchung, während des Singens meiner eigenen Berührung durch das gesungene Lied zu unterliegen und dabei den Kontakt für Sekunden zu unterbrechen, hätte dazu führen können, dass die Patientin sich in ihrer Verletzbarkeit in diesen Momenten verlassen gefühlt hätte. Mit wacher Aufmerksamkeit sang ich Strophe für Strophe. Als ich das Lied zu Ende gesungen hatte, folgte ein Moment der Stille. Ich hatte das Gefühl, als lausche Frau Arni den Worten und Tönen noch eine Weile nach. Dann öffnete sie die Augen und versuchte sogleich sachlich zu wirken. Aber im Klang ihrer Stimme hörte ich, dass sie berührt war. Sie sagte einfach nur: „Das war schön." Ich ließ ihr noch Zeit, den Tönen nachzulauschen, bevor ich ihr anbot, weitere Lieder zu singen.

Mit ihrer Zustimmung sang ich einige Arien aus meinem Repertoire. „Schön" bemerkte sie am Ende, „aber das ‚Ave Maria' war das Schönste". Danach wollte sie allein sein und bat mich, am nächsten Tag wiederzukommen.

Bei Frau Arni ging eine unsichtbare, doch für mich spürbare und in ihrer Stimme hörbare innere Wandlung vor. Ich hatte den Eindruck, dass sie ruhiger wurde. Während des Singens schien es mir, als entferne sie sich für diese Momente aus ihrem Leid. Es muss für Frau Arni schwer gewesen sein, Angst, Verzweiflung und Hilflosigkeit zu ertragen und nicht darüber reden zu können. Wenn ich sie täglich besuchte, spürte und sah ich, wie es ihr zunehmend schlechter ging. Für mich wäre es leichter gewesen, wenn sie mir signalisiert hätte, darüber zu reden. Aber es ging nicht um mich. Mit der Hinwendung zum Lied gab ich ihr zu erkennen, dass ich ihre Entscheidung, nicht zu reden, respektierte. Das Medium Musik machte es mir möglich, die Verbindung zu ihr nonverbal aufrecht zu erhalten. Ich erlebte einmal mehr, wie reich ich war, für einen schwerkranken Menschen mit dem musikalischen Dialog mehr tun zu können, als es mit dem Versuch von Gesprächen möglich gewesen wäre.

Wie alle Patienten, die sich in der Klinik stationär einfinden, hatte Frau Arni ihr alltägliches Leben aufgeben müssen. Nichts war ihr vertraut, und auf ihr Bedürfnis nach Ruhe wurde keine Rücksicht genommen. Ihre eigene gelebte Lebensstruktur zerbrach. In dieser Situation fühlte sie sich verloren. Um ihr ein wenig Zuverlässigkeit zu vermitteln und Struktur zu geben, war es wichtig, die vereinbarte Zeit einzuhalten. Das Hören des selbstgewählten Liedes konnte ihr in diesen Momenten den eigenen Rhythmus wiedergeben. Zwischen uns entstand eine Beziehung von Respekt und Empathie. Mehrfach am Tage bat sie mich, das Lied zu singen. Es geschah, wenn es ihr auf Grund eines besonderen Ereignisses schlecht ging. Zehn Tage bis zu ihrem Tod ging ich täglich zu ihr und sang auf ihren Wunsch ausschließlich das „Ave Maria", manchmal zweimal nacheinander, wie sie es sich wünschte. Im Anschluss an mein Singen sagte sie jedes Mal einfach „schön" und wollte danach allein sein.

Frau Arni starb an einem Sonntag. Ich erfuhr es am darauf folgenden Montag und bedauerte, dass ich sie auf ihrem Weg des Sterbens nicht mit meiner Stimme hatte begleiten können.

Wie im beschriebenen Beispiel können Lieder Trost und Hoffnung vermitteln. Diese künstlerisch-therapeutische Intervention mit dem Medium Stimme im Liedgesang kann den Menschen in einer Weise berühren, wie er selber es rational nicht erklären kann, wie es aber auch nicht erklärt werden muss. Es bedarf keines Beipackzettels, wie in der Schulmedizin üblich, um zu erklären, wofür welches Lied gut ist.

Die Patientin Frau Mahler litt auf Grund ihrer fortschreitenden Krebserkrankung unter großen Schmerzen. Sie zog sich in sich zurück und äußerte auf die Frage, wie es ihr gehe, stereotyp: „Es geht mir gut." Diese Rückzugstendenz motivierte Schwestern und Psychologen, mich auf die Patientin hinzuweisen, mit der Überlegung, dass ich ihr mit Musiktherapie helfen könnte.

Als ich Frau Mahler das erste Mal besuchte, sah ich, dass sie sich bis auf die Hände nicht mehr ohne Schmerzen bewegen konnte. Mit freundlichem, aber distanziertem Lächeln begrüßte sie mich. An ihren blassen und angestrengten Gesichtszügen konnte ich sehen, wie sehr sie litt. Ich fragte sie nach Schmerzen und sie antwortete: „Ja, immer". Wider Erwarten war sie offen und erzählte unter anderem, dass sie sich nun auch noch die Schulter auf dem Weg zur Orthopädie gebrochen hatte. „Jetzt bin ich ganz gehandicapt und kann nichts mehr tun." Sie begann zu weinen und versuchte, die Tränen zu verdrängen. Ich hoffte, irgendwann mit ihr singen zu können. Für diese Entscheidung war es jedoch noch zu früh. Der Umgang mit der Stimme im Singen wäre zu diesem Zeitpunkt zu unmittelbar gewesen. Ich wollte ihr Zeit geben, mich kennenzulernen und ihr das Gefühl vermitteln, dass ich für sie da sei, wenn sie mich brauchte. Wichtig war, dass ich sie in jeder Begegnung wahrnahm, wie und wo sie sich seelisch befand, ohne dass ich mir ein Ziel steckte, das ich erreichen wollte. Ich dachte an einen Leitsatz, der für alle gelten könnte, die einen schwerstkranken oder behinderten Menschen begleiten. „Geh nicht vor mir her, ich könnte Dir nicht folgen, denn ich suche meinen eigenen Weg. Geh nicht hinter mir – ich bin gewiss kein Leiter! Bitte bleib an meiner Seite – und sei nichts als ein Freund und – mein Begleiter…"[56]

Ich ließ uns viel Zeit und hörte zu, wenn sie erzählte. Das Bild von Frau Mahler wurde reicher an Farben. Während das seelische Farbenspiel mehr und mehr in den Vordergrund rückte, verlor ihre körperliche Gebrechlichkeit an Dominanz in den Stunden, in denen wir miteinander sprachen. Zwischen uns entstand eine Atmosphäre, die ich als etwas außerhalb der Körperlichkeit liegend empfand. Sie erzählte von zu Hause, ihrem Mann und ihrem Beruf. Ich versuchte, nichts hineinzuinterpretieren, was eventuell meine subjektive und damit vorschnelle Vermutung hätte sein können. Mein Bild von ihr bekam zwei Seiten, wie ein Janusgesicht. Ich hörte ihr zu, ohne zu diesem Zeitpunkt therapeutische Pläne zu schmieden, weil ich noch nicht genügend Signale von ihr bekommen hatte.

Sie erzählte viel von ihrem Beruf. Dabei wurde sie lebhaft, ihr Gesicht bekam Farbe. Wir lachten gemeinsam. Sie konnte fröhlich sein und tief traurig, und sie hatte Phantasie. Irgendwann äußerte sie irritiert, ich sei „so anders". Auf meine Frage, wie „anders", sagte sie: „Sie schaffen es immer, dass ich so offen bin." In ihrer Aussage meinte ich Angst zu spüren. Ich durfte die Farben von ihr nicht so deutlich widerspiegeln. Sie war nicht gewohnt, so viel von sich zu erzählen. Ich erwiderte, dass ich einfach nur zuhöre. Daraufhin bemerkte sie, dass das wenige Menschen können: „Man kann seine Maske nur vor wenigen Menschen fallen lassen." Als erinnere sie sich an bestimmte Situationen, bekam sie einen schmalen Mund. Dann erzählte sie weiter, unter anderem, woher sie kam. Sie erzählte, dass sie immer gern gesungen habe und auch viele Liederbücher habe. Dieses war das Signal für mich, Singen miteinzubringen.

Wie schon im Kapitel 1 über „Atem" erwähnt, hat die Stimme ihren Ursprung im Kommen und Gehen des Atems, der den Körper in Schwingungen setzt. Die Stimme ist nicht allein ein Vorgang des Körpers, sondern Ausdrucksmittel für Gefühle des Menschen, die sich in der Klangfarbe zeigen. Im Singen werden alle Gefühle und Seinszustände sichtbar, wie Trauer, Liebe, Ausgelassenheit, Verzweiflung. Singen ist direkt und unmittelbar. Jeder Mensch hat seine eigene Melodie. Wenn er sie singt, kommt er mit sich selbst und seiner Gesundheit in Kontakt.

Bis zu diesem Zeitpunkt hatte Frau Mahler viel aus ihrem Leben erzählt, aber niemals über ihre Ängste, Zweifel, Verzweiflung gesprochen. Sie hatte mir signalisiert, dass sie nicht über ihre Gefühle sprechen wollte. Wenn ihr ein Thema zu nah

56 Student, J. Christoph, „Im Himmel welken keine Blumen", S. 179, Verlag Herder Spektrum, Freiburg 1992

ging, zog sie sich zurück und vermied Blickkontakt zu mir. Nicht gewohnt, sich im Leben mitzuteilen, war in dieser Situation die Hemmschwelle für sie zu groß, über ihre Angst zu reden. Als es ihr zunehmend schlechter ging, konnte ich die Verbindung zu ihr aufrechterhalten, Weil inzwischen die Musik in unseren Zwiegesprächen Raum hatte. Ihr Vertrauen zu mir basierte unter anderem darauf, zu erfahren, dass ich sie respektierte und unsere therapeutische Beziehung nicht infrage stellte, wenn sie eigene Entscheidungen traf.

Mit dem Medium Musik hatte ich die Möglichkeit, nonverbal Verbindung zu ihr aufzunehmen und ihr zu ermöglichen, sich zu entspannen. In vielen Begegnungen sangen wir gemeinsam Lieder der Jahres- bzw. Tageszeit entsprechend.

In der Sammlung von Volksliedern gibt es zahlreiche, die auf Grund ihrer Einfachheit in Text und Melodie gern gehört werden und von großer Wirkung sind. Wanderlieder, in denen Rhythmen stark betont sind, werden von Patienten bevorzugt, weil sie darin Formen finden, die sie in ihrer Situation verloren haben. Lieder, die von Naturbeschreibungen handeln, wecken Assoziationen zu Erlebnissen eigener Art. Sie können Trauer auslösen. Und oftmals ergeben sich Gespräche assoziativ zu der Musik.

In einer weiteren Stunde mit Frau Mahler ging es um das Lied „Komm lieber Mai und mache". Als ich zu der Textstelle kam: „Veilchen blüh'n" begann sie zu weinen. Ich hörte auf und wartete. Sie sagte, „es wäre so schön, wieder Veilchen zu sehen". Frau Mahler verband hier die Melodie und den Text des Liedes mit Erinnerungen an Erlebnisse in der Natur. Nach einem Moment des Schweigens fragte ich, ob sie noch andere Wünsche habe. Sie antwortete: „Ach, ich habe so viele Wünsche, aber alles so kleine Wünsche, das lohnt sich nicht." Ich fürchtete, dass sie sich jetzt wieder zurückziehen würde, und begann langsam einladend aufzuzählen: „Veilchen sehen, spazieren gehen, im Wald spazieren gehen." Sie setzte fort: „Wind einsaugen und spüren. Aber vielleicht kann ich das ja bald, wenn ich im Rollstuhl bin, dann geht das ja auch." Sie hielt inne und mochte nicht weiter denken und reden, vielleicht weil ihr bewusst wurde, wie ungewiss und beängstigend die Zukunft für sie geworden war. Sie wollte lieber weiter singen und dieses Mal Seemannslieder. Das Lied vom „Seemann mit der Buddel" sang ich „zu schnell", meinte sie. Aber sie war es, die musikalisch davonlief.

Diese Art von Liedern, wie auch Wanderlieder, sind stark geprägt vom Rhythmus. So gibt es Patienten, die diese Lieder wählen, weil sie ihren Lebensrhythmus verloren haben und unbewusst eine neue Struktur suchen in eben solchen Liedern, um Halt zu finden.

Frau Mahler meinte: „Wissen Sie, da ist die Bewegung von den Wellen drin." Wir fingen wieder an, sie verlor das Tempo und trieb an. Ihr Körper war durch die Erkrankung arhythmisch geworden und ihr Leben war aus dem Gleichgewicht, und das spiegelte sich in ihrer Art zu singen wider. Der Rhythmus in der Musik entsteht nicht allein im Kopf, er wird vom Körpergefühl bestimmt und durch-lebt. Frau Mahler war, was ihr Körpergefühl betraf, von Schmerzen bestimmt und konnte so nicht mehr einen gesunden Rhythmus empfinden, obgleich sie intellek-tuell sehr wach war. Es irritierte sie, dass wir rhythmisch nicht zusammen fanden, und so blieb es bei diesem einen Seemannslied.

Ich erinnerte mich an das kleine Lied, das ich an den Anfang dieses Kapitels ge-setzt habe: „Ein kleines Lied", und begann zu singen. Sie versuchte mitzusingen, was ihr nicht gelang. Ich brach ab, aber ich sollte weiter singen. Sie hörte zu. Beim Wort „Glück" weinte sie. Am Ende sagte sie: „Das ist so schön." Sie bat mich um Wiederholung, die Tränen liefen weiter.

Während ich über das Singen mit Frau Mahler schreibe, fällt mir ein Gedicht von Rose Ausländer ein: „Ein Lied erfinden heißt geboren werden und tapfer sin-gen von Geburt zu Geburt".[57]

Bei Frau Mahler erlebte ich dieses „geboren werden" immer wieder neu, wenn wir in die Welt der Lieder eintauchten. Ich war berührt, wie tapfer sie sang und hat-te den Eindruck, dass sie darüber ihre Schmerzen vergaß und die „Geburt" ihrer Gefühle zuließ.

Die Struktur von Liedern wird durch den sich wiederholenden Rhythmus geprägt, durch Text und Melodien. Strukturen und Wiederholungen schaffen im übertrage-nen Sinne Vertrauen und schließlich auch Selbst-Vertrauen. Im Wiederholen von Melodie und Text kann Vertrauen und Selbstvertrauen wieder neu belebt werden. Im alltäglichen Leben bedeutet Wiederholung von Aktivitäten, eine Struktur inne zu haben und darauf vertrauen zu können. Vertrauen schafft Stabilität, ein Ge-fühl von Sicherheit. Diese Lebensqualität ist allen Patienten, wie auch Frau Mahler, durch die Erkrankung genommen worden. Jeder Tag mit neuen Alltäglichkeiten ist für die Erkrankten ungewiss. Im Krankenhaus ist jede Behandlung, Untersu-chung, ja das intimste Umfeld, das Zimmer, in dem sie liegen, neu. Schwestern und Ärzte sind ihnen fremd und wechseln häufig. Für die Patienten gibt es keine Zu-verlässigkeit mehr in ihrem Leben. Die Hiobsbotschaften, Vermittlung der Prog-nose bzw. Diagnose kommen als plötzliche oftmals unvorhersehbare Neuigkeiten hinzu. Diese Unzuverlässigkeit im Leben macht den Patienten psychisch labil und führt schließlich zu einer Gefährdung des Selbstbewusstseins. In den vergleichs-weise kurzen Momenten unserer Begegnung mit dem Singen von Liedern können Patienten ein Gefühl von Vertrauen, Sicherheit und Selbstvertrauen erfahren.

Frau Mahler sang die Lieder mit und konnte sogar die zweite Stimme halten. Es war nicht nur das Wiedergewinnen von Selbstvertrauen in diesen Momenten. Auch ein Gefühl von Herausgehobenwerden aus dem krankheitsbedingten Leid konnte durch Musik verstärkt werden.

---

57 Ausländer, Rose, „Ich zähl die Sterne meiner Worte", S. 51, Fischer Verlag, Frankfurt a. M. 1985

Grundlegend entscheidend für das Hören von Liedern ist die Bereitschaft der Menschen zu diesem musikalischen Dialog und die Freude, selber zu singen oder zu lauschen.

Wenn im Kontaktgespräch die Entscheidung getroffen wird, dass die Stimme als Instrument zum Einsatz kommt, geht es in der nächsten Entscheidung darum, ob mit freien Tönen oder Liedern (Arien) von Patienten gearbeitet wird. Im Laufe der oder des ersten Gespräches zeigt sich die Vorliebe für das Eine oder Andere. Wenn die Wahl nicht direkt angesprochen wird, so ergibt es sich inhaltlich aus dem Gespräch.

Frau Mahler ging es zunehmend schlechter. Als ich sie an einem der Tage besuchte, war sie besonders bedrückt und bat mich um „ganz viel Zeit". Ihre Entlassung stand bevor, weil man nichts mehr für sie tun konnte. Wenn die Ärzte davon redeten, dann kam sie sich so „überflüssig" vor. „Das klingt, als ob es zu Ende ginge", sagte sie wörtlich und weinte. Sie hatte Angst vor dem Sterben. Auf meine Frage „warum", meinte sie: „Weil ich ein schlechter Kerl bin". – Sie nannte sich „Kerl", nicht Frau oder Mensch. Es war hier nicht der Zeitpunkt, näher darauf einzugehen. – Auf mein Fragen sagte sie, sie hätte viel lieber noch mehr für andere getan. „Es ist das Gefühl, wenn ich nicht mehr bin, dann bleibt nichts mehr zurück." Ängstlich und weinend sagte sie: „Na ja, ein paar werden ein bisschen traurig sein, aber sonst..." Auch hatte sie das Gefühl, sehr viel versäumt zu haben und nicht alles getan zu haben. „Und wenn, dann immer nur, was die anderen gesagt haben."

Im Verlauf unserer Begegnungen hatte sich für mich das Bild von Frau Mahler verändert. In den ersten Stunden hatte sie davon gesprochen, sie habe ihr Leben ausgeschöpft, hatte von Ereignissen erzählt, die gut gewesen waren. Nun zeigte sie ihre Not, Verzweiflung und Angst, und sie nahm sich die Zeit, die sie brauchte. Es war ein entscheidender Moment der Verwandlung. Frau Mahler begann Abschied von ihrem Leben zu nehmen.

An diesem Abend wurde es ein langes Gespräch. Als sie erschöpft war und wohl für diese Stunden alles gesagt hatte, was sie sagen wollte, wurde sie ruhiger und bat mich zu singen. Ich schlug einen Kanon vor, den sie kannte. Wir sangen zunächst zweistimmig „Herr, bleibe bei uns". Trotz ihres Leidens konnte sie ihre Stimme halten, ohne sich irritieren zu lassen. Ich fragte sie nach dem Kanon „Dona nobis pacem". Sie kannte ihn nicht. Diesen Kanon in der Übersetzung „Gib uns Frieden" wählte ich, weil ein Pfleger mir erzählt hatte, dass sie mit ihm über Gott gesprochen hatte. Ich sang den Kanon mit dem Gewicht auf die Melodie, weil ich annahm, dass es sie nach der vorhergehenden Anstrengung erdrücken könnte, wenn ich den Text zu sehr interpretierte. Während meines Vortrages weinte sie, es klang wie Erlösung und war nicht mehr das verzweifelte Weinen. Auf ihren Wunsch sang ich dieses Lied mehrmals. Ich hatte den Eindruck, dass sie durch das Lied ruhiger wurde.

Der Text dieses Kanons hat christlichen Ursprung. Er sagt aus, dass es eine höhere Macht gibt, die Frieden bringen kann. Diese Orientierung nach einer „höheren geistigen Macht" kann dem Menschen in der Anbetung um Frieden Kraft geben, am Ende seines Lebens seine Zweifel und Ängste zu mindern. Zum anderen ist das Beten um Frieden auch mit Hoffnung verbunden, dass das Sterben nicht qualvoll sein möge und vor allem, dass „Tod" nicht bedeuten möge, in ein „Nichts" zu fallen, sondern von einer höheren geistigen Macht aufgenommen zu werden. Die eigene Fähigkeit des Menschen, in sich selbst Frieden zu finden, reicht nicht aus. So wendet er sich an diese höhere Macht. Es fällt vielen Menschen in dieser Phase ihres Lebens leichter, an sie zu glauben als an sich selbst.

Die sechsmalige Wiederholung der gleichen Worte hat meditative Wirkung. Durch die Konzentration auf diese drei Worte – Dona nobis pacem – werden Nebengedanken und Emotionen ausgeschaltet. Das meditative Singen mit diesen drei Worten kann dem Kranken helfen, sich auf sein Ich-Selbst zu zentrieren. Durch die Melodie wird der Text dem normalen Sprach-Melos enthoben. Es entsteht Klang. Die Melodie ist untrennbar mit dem Text verbunden. Und der Text als Botschaft wird unterstützt und verstärkt durch das Medium Musik.

In einer weiteren Begegnung sangen wir zunächst andere Lieder. Aber am Ende wünschte sie sich noch „Dona nobis pacem". Dieses Mal versuchte Frau Mahler mitzusingen. Ich sang langsam Ton für Ton und artikulierte den Text bewusst deutlich. Auf diese Weise konnte sie sich auf Ton und Wort „setzen" und mitsingen. Sie ergriff die Worte und Töne und formte die Vokale und Konsonanten. War Frau Mahler körperlich weitgehend unbeweglich geworden, so war es ihr durch das Singen möglich, geistig, seelisch lebendig und beweglich sein und ihr Selbstbewusstsein zu stärken. Am Ende bat sie mich um die Übersetzung des Textes: „Gib uns Frieden". „Ja, das ist schön," sagte sie nachsinnend. Dann bat sie mich um Wiederholung. Dieses Mal sang sie nicht mit. Sie hörte weinend zu. Ich sang auch weiter, als ihr Mann das Zimmer betrat. Kaum hatte ich geendet, fragte er betroffen seine Frau, warum sie weine. Sie erwiderte: „Weil es so schön ist, ich habe es mir gewünscht." Es klang, als müsse sie sich vor ihm für ihre Tränen rechtfertigen.

In den folgenden Tagen wurde Frau Mahler in ein anderes Krankhaus verlegt. Nach Eingewöhnungsschwierigkeiten fühlte sie sich dort wohl und kam zur Ruhe. Bis zu meinem Urlaubsbeginn besuchte ich sie noch ein paar Mal. In dieser Phase hatten wir ungestört Zeit, zu singen und miteinander zu sprechen. Wir redeten über das Sterben und was danach sein würde und ob es Engel gebe. Frau Mahler bestimmte, wie die Stunden verliefen. Wir sangen keine Volkslieder mehr. Mit ihrem Wunsch, nur noch geistliche Lieder hören zu wollen, erfuhr ich von ihrer inneren Haltung. Sie hatte sich von ihrem vergangenen Leben verabschiedet. Sie bereitete sich auf das Sterben vor und suchte in den geistlichen Liedern eine spirituelle Heimat. Ihre Empfindungen und die reale Situation des nahen Sterbens konnten wir gemeinsam durch Lieder und Gedichte zum Ausdruck bringen. Die Musik, das Singen der Lieder war eine wunderbare Art, geistig-seelisch im Dialog zu sein und nicht nur auf der sprachlichen Ebene zu verbleiben, die Patienten in dieser körperlichen Schwäche häufig ermüden. Frau Mahler wollte aus dem „Messias" etwas hören oder Abendlieder, zumeist getragene Melodien, aber „Lobe den Herrn" war ihr „zu fromm". Ein „Biblisches Lied" von Dvorak war ihr zu fremd. Die vertrauten Lieder gaben ihr Geborgenheit und Ruhe. Besonders mochte sie „Dona nobis pacem". Es war ihr ein tiefes Bedürfnis, das Lied zu erlernen. Sie erzählte, dass sie ganz oft in der Nacht, wenn sie nicht schlafen konnte, dieses Lied besonders gern und „ganz laut" singen würde. Damit könnte sie die Ängste vertreiben. Ihre Äußerung motivierte mich, das Lied intensiv mit ihr zu üben. „Dona nobis pacem" war für sie zu ihrem Gebet geworden. Wenn wir gemeinsam sangen, zeigte ich die Tonhöhen mit der Hand an und wiederholte sie abschnittweise langsam, immer auf ihren Atem konzentriert, damit ich sie nicht überforderte. Sie war mit intensiver Freude dabei. Ihr sonst so blasses Gesicht rötete sich, ihre Augen strahlten. Für mich waren es bewegende und beglückende Erfahrungen. Neben dem Singen dieses Gebetes sang ich freie Töne verbunden mit sanften Massagen, um ihre Schmerzen an der Schulter zu lindern. Auch las ich ihr hin und wieder eine Geschichte vor. Aber „Dona nobis pacem" war immer der Mittelpunkt unserer gemeinsamen Zeit.

Nach unserer letzten Stunde fiel es uns beiden schwer, Abschied zu nehmen, weil wir wussten, dass es ein endgültiger Abschied war. Wir hatten so viel über Abschied und Tod gesprochen, dass wir es jetzt nicht mehr tun mussten. Sie verabschiedete sich mit „Tschüss, Friederike". Diese Form hatte sie schon eine ganze Weile gewählt und mir ebenfalls angeboten, sie mit ihrem Vornamen anzusprechen. Ich tat es in diesem Moment des Abschieds das erste und letzte Mal. Im Urlaub erfuhr ich, dass sie friedlich eingeschlafen war.

## 4.1.2 Improvisation: Töne, die Flügel haben

*„Die Nachtigall" – Erzählung nach dem Märchen von Hans Christian Andersen*[58]

Nicht weit vom Schloss, in dem der Kaiser von China wohnte, lebte im Wald ein kleiner brauner Vogel. Er war so unscheinbar, dass ihn niemand beachtete. Aber wenn er zu singen begann, berührte er jedes Menschen Seele. Der Fischer vergaß, wie schwer seine Arbeit war, und das arme Mädchen fühlte sich getröstet, wenn es von seiner kranken Mutter heim kam. So erzählt der Dichter in seinem Märchen von der Nachtigall. Und weiter schreibt er: Der Kaiser erfuhr von dem Vogel mit der schönen Stimme und schickte seine Boten aus, ihn zu holen. Als die Nachtigall von dem Wunsch des Kaisers hörte, flog sie sogleich zu ihm in sein Schloss. Ungeachtet der vornehmen Gesellschaft erhob sie ihre Stimme und sang allein nur

---

58 Andersen, Hans Christian, „Gesammelte Märchen und Geschichten", S. 273, Eugen Diederichs, Jena 1925

für den Kaiser. Als dieser den Gesang vernahm, war er zu Tränen gerührt. Das hatte bisher noch niemand geschafft. Bei allem Reichtum, der den Kaiser umgab, schien ihm bis zu diesem Augenblick doch eines gefehlt zu haben: Eine Kreatur, die ihn bis in seine Seele hinein berührte. Der Kaiser weinte vor Glück beim Lauschen dieses wunderbaren Gesanges, der in seiner Melodie doch so einfach ist. Wie die Nachtigall sah, dass sie mit ihrer Stimme den Kaiser berührte, da sang sie noch viel schöner. Als sie nach einer langen Weile aufhörte zu singen, sagte sie: „Eines Kaisers Tränen haben eine wunderbare Kraft." Und noch einmal erhob sie ihre Stimme, um zu jubilieren. Der Kaiser war von Dankbarkeit erfüllt und wollte die Nachtigall reich beschenken mit einem kleinen goldenen Pantoffel, den sie um den Hals tragen würde. Aber der kleine Vogel lehnte das Geschenk ab. Sie sei durch des Kaisers Tränen genug belohnt, und Gott allein wisse das.

Es bedarf nicht eines großen Aufwandes, um mit seiner Stimme die Seele eines Menschen zu berühren. Die Nachtigall ist ein kleiner unscheinbarer Vogel. Er hat in seiner Kehle Gold, so heißt es. Es bedarf nicht einmal einer großen Stimme oder einer großen Melodie oder gar eines großen Repertoires an Liedern. Die Nachtigall hat eine Melodie und darin nur wenige Töne. Mit dieser einzigen Melodie aber wusste sie den Kaiser zu berühren. Auch als Mensch braucht man nur ein kleines Lied oder wenige Töne, um den Menschen zu berühren, zu trösten, zu erfreuen. Man sagt, „jeder Mensch hat seine eigene Melodie". Wenn man sich Zeit und Stille nimmt, kann man seine eigene Melodie finden.

Was macht die Zauberkraft des Gesanges der Nachtigall aus?

Es ist die Einfachheit, die Stille, aus der heraus die Stimme erblühen kann. Es ist die Kraft, sich von allen äußeren Einflüssen in dem Moment des Singens frei zu machen. Es ist der Mut, dem anderen unmittelbar mit der Stimme zu begegnen. Und man muss Vertrauen haben, dass die richtigen Töne entstehen, wenn man dem anderen begegnet. Wenn ich bereit bin, von meinem eigenen Ego loszulassen, dann kann es mir gelingen, eine Melodie zu verschenken. In dem Lauschenden spiegelt sich dann, ob er sich berühren lässt und das Geschenk annehmen kann. Wenn er bereit dazu ist, gibt er eine Resonanz an den Singenden zurück, und die Melodie breitet sich aus und blüht auf. So ähnlich ist es der Nachtigall ergangen, wenn sie für das arme Mädchen und den Fischer sang, vor allem aber, wenn sie für den Kaiser sang, und er hatte sich berühren lassen.

Und weiter wird erzählt: Als ein berühmter Künstler an den Hof kam und dem Kaiser einen von ihm kunstvoll aus Porzellan gefertigten Vogel präsentierte, der der Nachtigall verblüffend ähnlich sah, da war dieser und auch seine Hofleute hellauf begeistert. Der mechanische Vogel sang eine Melodie, die ebenso schön klang wie der Gesang der Nachtigall. Man forderte nun die Nachtigall auf, mit dem künstlichen Vogel zusammen zu singen. Aber das misslang.

Denn der lebendige Gesang lebt vom Geben und Nehmen mit dem lauschenden Menschen, lebt von der Atmosphäre, die zwischen beiden entsteht. Die Stimme ist in keiner Sekunde gleich, und jede Wiederholung einer Melodie ist immer wieder neu in Färbung und Klang. Die mechanische Stimme des künstlichen Vogels ist zu vergleichen mit der Stimme auf einem Tonträger. Patienten äußerten: „Komisch, ich habe so viel Musik von CD gehört, als ich gesund war, jetzt mag ich nichts mehr hören, aber wenn sie singen, ist das anders, das ist wunderschön."

Die armen Fischer, die nicht vom Reichtum geblendet waren und die die lebendige Nachtigall gehört hatten, beurteilten den Gesang der mechanischen Nachtigall auf ihre Weise: „Das klingt hübsch genug, es ist auch ähnlich, aber es fehlt etwas, ich weiß nicht was." Sie spürten, dass ihm die Seele fehlte, konnten es aber nicht benennen. So geht es Menschen, wenn sie alles Interesse an Materiellem verloren haben und durch Krankheit geschwächt sind. Dann stellen sie mit Verwunderung fest, dass Musik vom Tonträger so „seltsam unpersönlich und kalt klingt" und sie diese nicht mehr hören mögen.

Aber die Menschen am Hofe fanden, dass die mechanische Nachtigall ein Zauberwerk sei, lauschten ihr stundenlang und vergaßen darüber die kleine lebendige Nachtigall. Sie waren fasziniert, dass sie mit „menschlichem Denkvermögen" sehen, verfolgen und beeinflussen konnten, wie die Walzen liegen, wie sie gehen und wie das eine aus dem anderen folgt. Die lebendige Nachtigall war indes wieder in ihren Wald zurück geflogen.

Eines Tages zerbrach die künstliche Nachtigall und der Kaiser lag „kalt und bleich" in seinem großen prächtigen Bett. Alle gingen auf Zehenspitzen, weil sie glaubten, der Kaiser sei tot. Aber er war noch nicht tot. Er konnte kaum atmen, weil der Tod ihm „auf der Brust saß". Da schrie er nach „Musik, Musik" und hatte große Angst vor der Stille im Anblick des Todes. Aber niemand war da, um den mechanischen Vogel zu reparieren. In diesen Momenten seiner großen Angst und Einsamkeit erklang auf einmal vom Fenster her ein herrlicher Gesang, es war die kleine lebendige Nachtigall. Sie hatte von der großen Not des Kaisers gehört und war darum gekommen, um ihm „Trost und Hoffnung zu singen". Während sie sang, wurde seine Angst immer geringer und selbst der Tod lauschte und sagte: „Fahre fort, kleine Nachtigall, fahre fort." Der Tod gab jedes Kleinod für ein Lied, und die Nachtigall fuhr immer fort zu singen. Der Kaiser kehrte zurück ins Leben und dankte dem „kleinen himmlischen Vogel...", „doch hast du die bösen Sünden von meinem Bett weg gesungen, den Tod von meinem Herzen weg gebracht!" Wieder fragte der Kaiser, wie er sie belohnen könne. Die Nachtigall erwiderte, dass sie seinen Augen Tränen entlockt habe, als sie das erste Mal sang. Sie ermutigte den Kaiser, nun zu schlafen und frisch und stark zu werden. Sie werde ihm etwas vorsingen. Und weiter heißt es: „Und sie sang, und der Kaiser fiel in einen süßen Schlummer. Und die Sonne schien, es hatte sich durch den Gesang eine friedliche freundliche Atmosphäre gezeigt."

Durch den Gesang von wenigen Tönen kann sich die Welt eines Menschen verändern. In dem Märchen hat es die kleine unscheinbare Nachtigall mit ihrer Stimme getan. Ein Vogel, der sonst in dem Weltgetümmel eine geringe Rolle spielt, kann mit seiner kleinen Melodie so wunderbar Großes bewirken.

Wenn es sich aus den ersten Gesprächen ergab, dass ich mit meiner Stimme als Instrument intervenieren würde, dann ging es darum, ob die Patienten Lieder hören wollten oder sogar Arien oder ob sie sich auf die Improvisation von gesungenen Tönen einlassen konnten.

Die junge Patientin, zu dem Zeitpunkt unserer Begegnung 26 Jahre alt, hatte eine gute Prognose in ihrer Krebserkrankung. Tina bot mir an, sie zu duzen. Es wurde eine intensive Begegnung von ungefähr dreißig Stunden. Tina lebte noch bei ihrer Mutter, die an den ersten Therapiestunden teilnahm. Die Gespräche schienen Tina sehr anzustrengen, und so schlug ich am Ende der ersten Stunde vor, zu singen. Beide waren sofort bereit und neugierig, was sie erwarten würde.

Mutter und Tochter setzten sich bequem hin. Tina saß vorn über gebeugt, ihren Kopf in beide Hände gestützt. Die Mutter lehnte sich in ihrem Stuhl zurück und schloss ihre Augen. Die Entscheidung, zu improvisieren hatte sich aus dem vorhergehenden Gespräch ergeben. Ich hatte erfahren, dass beide Frauen in ihren jeweiligen Lebensproblemen steckten. Auch körperlich strahlten sie viel Spannung aus. Mein Anliegen war, ihnen durch Improvisation mit Tönen den Raum zum Atmen zu geben und ihre Phantasie anzuregen.

Ein paar Minuten der Stille ließ ich verstreichen. Dann begann ich zu singen, von einem Ton ausgehend, in der mittleren Tonlage. Ich sang in Sekundschritten und darauf folgender Mollterz aufwärts und ließ den letzten Ton im Decrescendo verklingen. Ich wiederholte die erste Melodie, erweiterte sie in hoher Tonlage und fügte Melismen ein. Ich sang im Legato und ließ jedes Mal die Melodie auf einem hohen Ton verklingen. Es entstanden nicht metrisch gebundene Tonfolgen. Die Länge der Töne war abhängig von meinem Atemstrom. Die Improvisation ergab sich aus der Stimmung, die ich wahrnahm. Um ihnen Vertrauen und ein Gefühl von Zuverlässigkeit auf musikalischem Wege zu vermitteln, sang ich in kleinen Intervallabständen und kehrte immer wieder zu dem ersten Ton zurück als einem Ort der Ruhe. Auf diese Weise sang ich ca. zehn Minuten lang. In dieser Zeit verharrten beide in ihrer jeweiligen Bewegungslosigkeit. Ich beendete die Improvisation auf dem ersten Ton. Nach einigen Minuten der Stille tauchten beide, wie aus der Ferne zurückkehrend, auf. Die Mutter sagte: „Von den Zehenspitzen bis in die Haarwurzeln geht das durch. Ich fühle mich wie im Kloster Ettal". Die Tochter fügte hinzu: „Unheimlich schön, so entspannend, aber geht nicht durch den Körper, aber auch wie im Kirchenraum." Sie hatten mit der Improvisation einen Ort ihrer Sehnsucht assoziiert, fern ihrer alltäglichen Probleme. Und es ergab sich daraus ein Gespräch über das Leben im Kloster. Beide äußerten, dass sie sich dort sehr hingezogen fühlten.

In der ersten Zeit waren die Begegnungen mit Tina sporadisch auf Grund der ambulanten Behandlung mit Chemotherapie. Außerdem bat sie nicht von sich aus um Gespräche, während die Mutter mit ihren eigenen Problemen ein großes Bedürfnis danach hatte. Nachdem ich der Mutter eine Psychotherapie vermittelt hatte, bekam Tina in unseren Stunden die Zuwendung, nach der sie sich in ihrer Lebenskrise sehnte.

In einer der ersten Stunden mit Tina allein erfuhr ich, wie wichtig es ihr war, sich mitzuteilen, aber ungewohnt, von sich zu sprechen. Am Ende unserer Gespräche wünschte sie sich immer, dass ich für sie improvisiere. Sie meinte, es sei zur Entspannung und Belohnung dafür, dass sie den Mut hatte, so viel über sich zu erzählen.

Zum Zuhören nahm sie jedes Mal die gleiche Haltung ein: nach vorn gebeugt, stützte sie ihren Kopf in die Hände. Ein Moment der Stille war notwendig, um das Gesagte verklingen zu lassen. Ich selber brauchte auch diesen Augenblick, um durch bewusstes Ausatmen die Gedanken loszulassen, die aus dem Gesagten entstanden waren. Ich musste mich auf das innere Lauschen der Töne umstellen, um diese auf meinem ruhigen Atemfluss singen zu lassen.

Im Gespräch hatte ich erfahren, dass Tina an sich zweifelte und verunsichert war in dem, was sie sagte oder tat. Mit meinen Tönen wollte ich ihr vermitteln, dass in diesen Momenten alles in Ordnung war und ich sie respektierte, so wie sie war. Ich sang kleine Melodienbögen, setzte kurz ab, und begann wieder auf dem einen Ton. Auf diese Weise sang ich ca. eine Viertelstunde. Danach war es einen Moment still, Tina verharrte in ihrer Haltung, bis sie sich schließlich aufrichtete und seufzend sagte: „Einfach nur schön". Das klang, als wäre sie rund und satt geworden.

Zu der nächsten Stunde hatte Tina drei Bilder mitgebracht, auf denen jeweils ein weinendes Kind gemalt war. Sie äußerte, dass sie diese Bilder besonders liebte. Wir sprachen über ihre Verbindung zu den Bildern. Im Artikulieren ihrer Gedanken und Gefühle war sie ungeübt. Es strengte sie jedes Mal an, von sich zu erzählen. Sie erschien mir wie eine Schildkröte, die bei der kleinsten Berührung ihren Kopf in ihren Panzer zurückzog. Wir sprachen darüber, welche Gefühle die weinenden Kinder in ihr auslösten. Am Ende der Stunde wollte sie wieder Töne hören. Die drei Bilder hatte sie auf dem Tisch so aufgestellt, dass sie die weinenden Mädchen anschauen konnte. Ich ahnte, dass die Mädchen die Tränen weinten, die Tina nicht weinen konnte. Auch in der geschützten Atmosphäre des Therapieraumes wagte sie nicht, zu weinen oder andere Gefühle wie spontane Freude oder Fröhlichkeit zu zeigen.

Zur „Erholung und Belohnung", wie sie beim letzten Mal gesagt hatte, wünschte sie sich, dass ich singe. Es wurde zu unserem Ritual am Ende einer jeden Stunde.

Nach der Betrachtung der Bilder entschloss ich mich, die Stimmung, die im Raum war, in der Musik zu erhalten und zu intensivieren. Mit meinem Singen konnte ich Tina auf eine unmittelbare Weise zu verstehen geben, dass ich an ihrer Geschichte teilnahm und verstand, was sie gesagt hatte. Auch wollte ich ihr mit den Tönen Geborgenheit vermitteln. Wir saßen uns gegenüber in einer Distanz, die es ihr möglich machte, die Töne zu dosieren, wie sie sie emotional zulassen konnte. Tina hatte inzwischen Vertrauen in diese besondere Stimmung mit Klängen.

Mit dem Erklingen der ersten Töne tauchten wir in eine andere Sphäre ein, entfernt vom vorhergehenden Gespräch. Die Signale ihrer Körpersprache und die Bewegung ihrer Mimik versuchte ich in Melodien umzusetzen.

Wie immer saß sie in ihrer Art bewegungslos, bis zum Ende der Musik. Dann schaute sie auf und äußerte nur indirekt, was sie empfunden hatte: „Ich muss unbedingt deine CD haben, die Töne brauche ich einfach, um selber wieder kreativ zu sein."

In einer weiteren Stunde kam Tina vollkommen erschlagen und demoralisiert in den Therapieraum. Sie fror, wie sie sagte. Ich bot ihr an, gleich zu singen. Erleichtert, wohl nicht reden zu müssen, sagte sie: „Au ja."

In meiner Improvisation assoziierte ich folgende Szene: Ich bin mit ihr auf einem Waldspaziergang und singe eine Melodie. Um ihr mit den Tönen nicht zu nah zu kommen, sang ich sie nicht direkt an. Ich stellte mir vor, dass wir nebeneinander her gehen und jede viel Raum für die eigene Bewegung hat. Ab und zu schaute ich zu ihr. Wie erstarrt saß sie auf ihrem Stuhl und hatte ihren Kopf auf die Hände gestützt. Kaum hatte ich aufgehört zu singen, sprach sie sofort los, während sie sich noch aus ihrer Position herausbewegte. Sie sagte: „Ich möchte jetzt an keinem EKG angeschlossen sein, dann wäre ich kurz vorm Herzinfarkt. Sie machte eine Pause und setzte fort: „Mein Herz schlägt gleich wieder höher. Vorher dachte ich, ich gehe in den Winterschlaf, und jetzt ist wieder Frühling."

Zwei kontrastierende Gefühle nebeneinander: Zunächst eine Gefühlssensation, die sie mit einem „drohenden Herzinfarkt" bezeichnete. Die Töne hatten sie offensichtlich so unmittelbar erreicht, dass sie mit Angst reagierte. Ihre beinahe erstarrte Haltung deutete ich als ein sich festhalten müssen, um nicht in Tränen auszubrechen. In diesem Moment der Pause schien sie das Gefühl zu haben, gehalten und angenommen zu werden. Das machte es ihr möglich, die erste Angst umzugestalten. Mit dem Bild des Frühlings beschrieb sie ihr Gefühl von Lebendigkeit. Nun konnte sie erzählen. was sie in den letzten beiden Tagen erlebt hatte. Sie war auf verschiedenen Ämtern gewesen, Krankenkasse, Arbeitsamt und Sozialamt. Endlos lange hatte sie warten müssen und hatte sich „wie der letzte Dreck" gefühlt. Das Gefühl, „niemand zu sein", kannte sie gut aus ihrer Kindheit. Während sie erzählte, wurde sie zunehmend lebhafter. Am Ende meinte sie, durch die Improvisation sei es ihr möglich gewesen, bei sich selber anzukommen. Dieses Gespräch hätten wir zu Beginn der Stunde nicht führen können.

In einer der nächsten Begegnungen berichtete Tina, dass sie während der Arbeitszeit in der Mittagspause immer meine CD hören würde: „Wenn ich die Töne höre, dann bin ich wieder ganz bei mir und dann offen und erfrischt." Es folgten noch viele Stunden, in denen Tina die Möglichkeit wahrnahm, Vertrauen zu sich selber zu gewinnen und ihr Leben in die eigene Hand zu nehmen. Die Improvisationen waren immer Bestandteil unserer Begegnungen. Einmal äußerte sie, dass die Töne der letzten Stunde lange angehalten hätten, aber immer mal wieder erneuert werden müssten.

In den Phasen ihrer Erkrankung, in denen sie Chemotherapie bekam und auf Grund der Nebenwirkungen sehr leiden musste, war sie zum Sprechen zu müde. Mit Improvisationen versuchte ich, ihr Geborgenheit und Nähe zu geben. Wie wichtig ihr das Singen war, erfuhr ich am Ende unserer langen Beziehung im Rahmen eines Fernsehinterviews, in dem sie als Patientin Stellung zur Musiktherapie nahm. Wörtlich sagte sie: „Wenn ich das regelmäßige Singen nicht gehabt hätte, dann hätte ich die Chemotherapie nicht durchgehalten."

Zur Gestaltung der Improvisation nahm ich mir ein Bild zu Hilfe. Einmal waren es die Bilder der weinenden Kinder. Ein anderes Mal imaginierte ich einen Waldspaziergang mit Tina und setzte ihn in Töne um. Man kennt die Bildvorgabe aus Anleitungen zur Meditation mit Musik. Das ist eine Möglichkeit der Gestaltung. Die andere Möglichkeit ist, Gedanken oder Empfindungen in der Hinwendung an Patienten in Tönen wieder zu geben. Daraus kann sich ergeben, dass sie Bilder aus ihrer Erinnerung mit der Improvisation assoziieren und diese Bilder dann zum Instrument des nachfolgenden Gespräches werden.

Man hatte mir gesagt, der junge Patient sei so verschlossen, dass niemand an ihn heran komme. Auch psychologische Hilfe lehnte er ab. So bat man mich, zu ihm zu gehen in der Hoffnung, er sei offen für Musik. Man hatte mir auch gesagt, dass Peter manchmal Operettenmelodien summen würde, was ungewöhnlich war für einen jungen Mann von zwanzig Jahren. Ich dachte, dass er vielleicht deshalb Zugang zu meinen Tönen gewinnen würde. Darum besuchte ich ihn. Es stand nicht gut um ihn. Er war blass und schien erschöpft zu sein, aber dennoch neugierig, wer ich denn wohl sei. Ich stellte mich vor, und suchte im Gespräch über Musik den Kontakt zu ihm. In seiner Musik, Rock und Pop, kannte ich mich nicht aus, erwähnte aber, Tracy Chapman sehr zu mögen. Daraufhin lächelte er und meinte, bei der Musik würde man ja einschlafen. Ich erwiderte, deshalb würde ich ihre Musik auch mögen. Ich stellte fest, dass wir im Gespräch über Musik nicht weiter kommen würden. Und so schlug ich ihm vor, ein paar Töne zu singen. Ich war selber unsicher, ob er diese einfache Art von Melodie überhaupt dulden würde. Aber ich wollte es versuchen. So machte ich ihm den Vorschlag, seine Augen zu schließen. Wenn er es nicht mehr aushielte, sollte er mir ein Zeichen geben. Ich sagte, dass wir gemeinsam sehen wollten, was entstehen würde. Er grinste und versteckte dahinter vermutlich seine Zweifel an dem musikalischen Angebot. Aber er war für dieses Experiment bereit. So legte er sich bequem in seinem Bett zurecht und schloss die Augen. Wenn Patienten das wagen, ist damit jede visuelle Wahrnehmung ausgeschaltet, die sie ablenken würde von imaginativen Erlebnissen.

Ich stellte mich in einer räumlichen Distanz zu ihm in Höhe seines Fußendes. Zu viel Nähe hätte ihn vermutlich bedrängt. Nach einer kurzen Pause, in der ich selber zur Ruhe kam, begann ich in tiefer Lage auf einem Ton zu singen, auf der Silbe „MO". Die Melodie begrenzte ich auf eine Quinte, also fünf Töne. Dieser Tonraum kann dem Lauschenden das Gefühl von Geschlossenheit vermitteln.

Die steigende Quinte nach oben kann als ein Sich-öffnen oder Weit-werden empfunden werden, die fallende Quinte nach unten dagegen als ein Zu-sich-kommen und In-sich-schließen.

Die tiefe Tonlage wählte ich, weil sie der Tonlage seiner Stimmlage entsprach. Außerdem hatte ich erfahren, dass viele Menschen, besonders männliche Patienten, auf hohe Stimmen empfindlich reagieren. Mit meinen Tönen wollte ich Peter die Möglichkeit geben, seelische Blockaden zu lösen, um sich aus dem langen Schweigen zu befreien. Und ich hoffte, dass durch die Töne Bilder in seiner Phantasie entstehen würden. In ruhigen Tönen im Legato sang ich in diesem Tonraum. Die Melodik der Tonfolgen ergab sich aus dem nonverbalen Dialog, der zwischen dem Patienten und mir entstand. Peter lag entspannt da. Seine Entspannung übertrug sich auf mich. Ich merkte, dass mein Kreislauf mir zu schaffen machte und musste mich bewusst gut auf meine Füße stellen, dann ging es besser. Das anfängliche Lächeln in Peters Mimik löste sich nach nach kurzer Zeit auf. Dann wurde er schläfrig. Ich hatte das Gefühl, als sei es mir gelungen, meine Töne an ihn abzugeben. Mit den Worten von Richard Power: „Musik, das bist nicht du. Sie kommt von draußen und soll auch wieder nach draußen zurück. Du selbst bist nur das Medium."[59]

Nach ungefähr zehn Minuten hörte ich auf zu singen. Er schien zunächst mit geschlossenen Augen den Tönen noch nachzulauschen, bis er sie öffnete und erzählte:

„Also das war wie in einem Kirchenraum, das war so, dass du gar nicht mehr gewesen bist. Du bist dahinten irgendwo, aber die Töne waren in dem ganzen Raum und hier, ganz dicht bei mir. Aber die Töne hatten nichts mehr mit dir zu tun. Es war wie in einem Kirchenraum, ganz hoch, ja, und das war wunderschön, und ich habe gemerkt, dass ich am liebsten geweint hätte, aber ich habe es nicht getan." Nach einem Moment des Nachsinnens fügte er hinzu: „Am Anfang hätte ich gleich am liebsten weitergelacht, aber dann war das okay" und fügte noch hinzu, dass die Töne für ihn schon „sehr ungewöhnlich" waren.

Die Assoziation zu den Kirchenräumen war der Beginn unseres ersten Gespräches. Er erzählte von seiner Lieblingskirche – dem Dom von Speyer – und ich erzählte ihm, dass ich vor vielen Jahren in diesem Dom eine Mozart-Messe gesungen hatte. Am Schluss der Stunde wiederholte ich die Interaktion mit den Tönen. Peter sollte sich noch weiter in den Schwingungen der Töne geborgen fühlen, auch über unsere gemeinsame Zeit hinaus.

Am nächsten Tag fragte ich ihn, wie das Abschlusssingen am Tag zuvor auf ihn gewirkt habe. Er berichtete: „Ja, ich habe da so den Tod gesehen, das ist so der Sensemann, der steht dann plötzlich da. Dann schicke ich ihn weg. Ich will ihn nicht, und dann beginne ich zu fliegen und dann fliege ich in ein ganz helles Licht rein, das ist ganz hell." Ich fragte, ob dieses Gefühl von Fliegen wie ein Sog gewesen sei. Er stimmte zu und berichtete weiter: „Und wenn ich in diesem Licht bin, dann ist

---

59  Power, Richard „Klang der Zeit", S. 303, S. Fischer Verlag, Frankfurt a. M. 2004

das so, als ob ich mir Kraft hole, dann hole ich mir ganz viel Kraft. Ja, und dann kehre ich wieder zurück. Das ist so mein Traum, den ich dabei habe." Ich fragte nach: „Ist der Sensemann etwas sehr Dunkles?" Er nickte und sagte mit trauriger Stimme: „Den will ich nicht" und fügte hinzu: „Ja, wie gesagt, das mit den Tönen, das ist unheimlich schön, und es ist auch wie in so einem Kirchenschiff, in dem ich mich befinde. Es ist wie der Dom, der ist einfach wunderbar."

Ich war berührt, was eine einfache Melodie aus fünf Tönen nach dieser kurzen Zeit in ihm in Bewegung gebracht hatte. Mir erschien es als ein Wunder, wie vertrauensvoll und offen Peter mir von seinen Bildern erzählte, die ihn bewegten. Peter sprach davon, überrascht zu sein, wie diese Töne ihn berührt hatten. Entscheidend war, dass er mit seiner Offenheit selber dazu beitrug, dass die Melodien lebendig klangen. Schon im Märchen von H. C. Andersen wird erzählt, dass die Nachtigall noch viel schöner sang, als sie sah, wie der Kaiser durch ihr Singen berührt war.

Am nächsten Tag fragte ich Peter, ob ich wieder singen sollte. Mit Begeisterung in der Stimme erwiderte er: „Auf jeden Fall". Damit wir Ruhe hatten, sollte ich an die Tür seines Krankenzimmers ein Schild machen mit der Aufschrift: „Bitte nicht stören." Ich befolgte seinen Rat. Als ich wieder in das Zimmer kam, lag Peter schon mit geschlossenen Augen bereit zum Lauschen.

Ich begann, wie an den vorhergehenden Tagen, tiefe lange Töne zu singen, im Tonraum einer Quinte, um ihm zu helfen, sich zu entspannen. Ich formte das O bewusst mit den Lippen in der Übertragung eines Kirchenraumes, wie er die Töne assoziiert hatte. Ich erweiterte den Tonraum in die Sechste hinein, also einen Ton über die Quinte, als bekäme der Kirchenraum eine Öffnung nach oben, oder anders gesagt, eine gotische Form. Auf diese Weise sang ich eine Weile, bis ich bemerkte, dass Peter tief und regelmäßig atmete. Er war eingeschlafen. Dennoch sang ich weiter, in der Annahme, dass ihn meine Töne auch im Schlaf noch erreichen würden. Ich sang nun im Rhythmus eines Wiegenliedes auf der Tonsilbe „MO" in einem kleineren Tonraum und wollte ihn weiterhin im Schlaf zu wiegen. Während ich die erste Mediensequenz in den Raum hinein sang, hatte ich meinen Blick nicht auf ihn fokussiert, um ihm Freiraum zu lassen. Während er schlief, schaute ich ihn an, um eventuelle Bewegungen in seiner Mimik wahrzunehmen und meinen Gesang danach zu richten. Aber Peter schlief tief und fest. Nach ungefähr weiteren fünf Minuten hörte ich auf zu singen, setzte mich noch einen Moment und notierte, was ich soeben getan hatte. Peter schlief weiter, und ich verließ leise sein Zimmer.

Unser Treffen am nächsten Tag begann mit einem Gespräch. Er erzählte, wie er das Singen am Tag vorher erlebt hatte: „Am Anfang, da konnte ich ganz gut in den Träumen sein, aber dann bin ich völlig abgesackt." Ich fügte hinzu: „Du hast ganz tief geschlafen. Ich habe einfach noch weiter gesungen." Nach einigem Nachdenken sagte er: „Ich habe schon meine Träume gehabt, aber dieses Mal war es anders. Ich weiß nicht, da war ein Engel, und der ging neben mir, und der Engel ist mit mir durch die schmutzigen Gassen von Hamburg gegangen. Da, wo überall Penner und Drogensüchtige liegen, und das war total irgendwie ganz schmutzig. Aber der Engel war da, und der ist mit mir durchgegangen, und es konnte mir nichts passieren." Er sagte, dass er nicht in der Kirche und auch nicht getauft sei, aber dass das damit nichts zu tun habe.

Wir sprachen darüber, dass es ein guter Traum für ihn war und er sich beschützt fühlte in einer feindlichen Welt. Da seine Mutter draußen auf dem Flur wartete, hatten wir nicht mehr Zeit für das Gespräch. Peter wollte, dass ich wieder singe und dass dieses Mal seine Mutter dabei war. Als die Mutter das Zimmer betrat, sagte sie spontan mit Angst in der Stimme: „Ich kann überhaupt keine Tagträume haben so wie Peter. Wie kommt denn das nur? Mein Mann kann das, weil er eine Therapie gemacht hat, und Peter kann das auch." Ich beruhigte sie. Sie müsse nichts können. Peter wünsche sich, dass sie da sei.

Peter hatte sich schon bereit gelegt. Mein Platz war wieder am Ende seines Bettes. Ich musste mich vom Gespräch auf das Singen umstellen. Ich brauchte eine Weile, um mich nach der vorhergehenden Aktion und in Anwesenheit einer mir fremden Person auf das Singen einzustellen. Alles, was mich drumherum ablenken konnte, musste ich loslassen. Ich spürte die Gefahr, mich unter Leistungsdruck zu stellen, Töne richtig zu singen. So nahm ich mir genügend Zeit, in meiner Mitte zu bleiben, mich gut geerdet hinzustellen und alles abzulegen, was um mich herum war. Ich atmete einige Male tief aus, lauschte innerlich auf den Ton, den ich singen wollte. Auch dieses Mal nahm ich die Vorstellung eines Kirchenraumes in die Improvisation hinein, im Umfang einer Sechste. Ich begann in der tieferen Lage, in der ich mich stimmlich gut fühlte. Im Verlauf der Melodie erweiterte ich den Tonraum nach oben. Beim Singen von freien Melodien verliert man das Gefühl von Zeit. Ich hatte das Gefühl, dieses Mal sehr lange zu improvisieren. Zunächst war Peter noch wach. Um seinen Reaktionen entsprechend meine Melodie zu gestalten, schaute ich ihn hin und wieder an. Nach kurzer Zeit schlief er ein. Ich machte eine kurze Pause, um dann noch eine kurze Sequenz zu singen. An seinem tiefen regelmäßigen Atem merkte ich, dass er weiterschlief. Ich sang nun im Rhythmus eines Schlafliedes in der Mittellage und in einem kleineren Tonraum. Auf einem tiefen Ton ließ ich die Melodie im Decrescendo ausklingen. Ich wandte mich nun seiner Mutter zu. Ihr schien es unheimlich zu sein, sie wollte aber nicht darüber reden. Nach kurzer Zeit öffnete Peter seine Augen. Als ich fragte, ob er weiter schlafen wolle, nickte er. Wir gingen aus dem Zimmer.

Im Laufe der Zeit verschlechterte sich Peters körperlicher Zustand, er wurde immer schwächer. Eines Tages erzählte er, nach meinem Singen: „Die Träume werden jetzt immer kürzer. Ich weiß nicht, aber ich sinke immer total tief rein, und dann kann ich die Träume nicht mehr genau registrieren. Es ist so, wie wenn ich mit der Keule eins kriege." Ich fragte, ob er den Zustand mit „Trance" bezeichnen könne. Er stimmte zu, und ich fragte weiter, ob es ein tiefes Loslassen von allem sei und wohltuend. Auch darauf antwortete er mit „Ja". Ich fragte, wie es denn sei, wenn er sonst „wegdösen würde". Er antwortete: „Dann ist das ganz anders, dann kann ich gar nicht so zur Ruhe kommen. Dann kommen immer so die Gedanken quer, außerdem stört immer jemand von draußen. Ja, und dann werde ich unruhig und versuche das Radio anzumachen. Aber wenn du das so machst mit den Tönen, dann ist das irgendwie ganz tief, und ich gehe dann ganz tief weg. Das ist nicht wie schlafen, sondern irgendwie, ja anders. Ich will dann auch diesen Zustand nicht so schnell wieder aufgeben."

Interessant war Peters Bemerkung, dass es für ihn einen Unterschied gab zwischen Musik von einem Tonträger und einem lebendigen Menschen. In der Musik durch Tonträger wie Radio oder CD werden jegliche Schwingungen herausgeschnitten, die in direkter Verbindung von Mensch zu Mensch entstehen. Sie sind herausgefiltert und erreichen den Patienten nicht mehr, wenn er sich auf einer bestimmten fortgeschrittenen Stufe seiner Erkrankung befindet.

In einer unserer Stunden sprachen wir über seinen „Zustand". Seine Beine taten ihm sehr weh. Er musste eine hohe Dosis Schmerzmittel nehmen. Er sagte: „Also wenn du das mit den Tönen machst und ich wegrutsche, dann merke ich so gar nicht mehr meinen Körper und so meine Schmerzen. Dann ist das ganz anders."

Peter erzählte, seine Mutter habe gesagt, sie könne das gar nicht nachvollziehen mit diesen Wachträumen und diesem Zustand, dass er sich so wegtragen ließe von den Tönen. Ich fragte, ob sie froh gewesen sei, als es dann endlich vorbei war. Peter schmunzelte und sagte: „Ja, da war sie ganz froh drüber." Nach dem Gespräch hatten wir noch wenig Zeit, aber Peter war es wichtig, dass ich noch Mal sang.

Wie in den Stunden zuvor begann ich zu singen. Es dauerte nicht lange, dass Peter wieder regelmäßig und tief atmete. Er ließ sich durch den Baulärm von draußen nicht stören und schlief. Nur ich merkte, dass ich Schwierigkeiten hatte, in meinem Ton-Atemstrom zu bleiben. Ich sang etwa 10 Minuten, wartete einen Moment und beendete die Improvisation. Peter schlief, und ich verließ das Zimmer.

Im weiteren Verlauf unserer Begegnungen wurden die Gespräche für Peter immer wichtiger. Wenn es ihm gut ging, wollte er mit mir über sein Leben, seine Gedanken und Ängste sprechen und über seine Wünsche, die er für sein Leben hatte. „Die Töne, die Du singst, sind toll, aber jetzt sind mir die Gespräche wichtiger", meinte er eines Tages. Wenn er durch Chemotherapie beeinträchtigt war oder müde, dann waren wieder die Toninterventionen heilsam für ihn.

Man hatte mich gebeten, zu diesem jungen Menschen zu gehen, weil er sich in sich zurückgezogen hatte und niemanden an sich heranließ. Jeder Versuch, ihn zum Gespräch zu bewegen, war gescheitert. Aber die kleinen Melodien vermochten eine Brücke zu bauen von ihm zu mir. Ohne dass es ihm bewusst wurde, begann er, aus seinem Rückzug herauszukommen. Diese wenigen Töne bewirkten, dass Peter zu sprechen begann. Gemeinsam befanden wir uns zunächst in einem Kirchenraum, assoziiert durch die Improvisation. Im Schutz der Metapher begann er von seinen Träumen zu erzählen. Es war etwas in seiner Seele in Bewegung gekommen. Ich war berührt, dass Peter mich an dem letzten Teil seines kurzen Lebens teilnehmen ließ.

Töne können Bilder der Erinnerung wach rufen, die über Jahrzehnte des gelebten Lebens verdrängt und zugedeckt waren. Es können traumatische Erlebnisse aus der Kindheit sein, die in diesen Momenten reaktiviert werden. Was in der nun folgenden Begegnung geschah, als ich für Frau Klein sang, war nicht vorhersehbar. Und doch musste ich mit Unvorhersehbarem rechnen. Ich musste offen sein für das, was neu entstehen würde im Raum zwischen der Patientin und mir, ausgelöst durch gesungene Klänge.

Frau Klein war mir gegenüber in den letzten Wochen häufig abweisend gewesen. Oft sagte sie: „Heute nicht". Wenn ich eine Weile an ihrem Bett saß, ohne sie mit Fragen zu konfrontieren, begann sie von sich aus zu reden. Sie hatte zunächst jedes Gespräch abgelehnt. Das hatte ich respektiert. Aber ich war betroffen von der Schmucklosigkeit und Anonymität ihrer unmittelbaren Umgebung, in der diese zarte, zerbrechlich wirkende Frau in ihrem Bett lag. Das ließ mir keine Ruhe und ich hatte das Bedürfnis, einen Weg zu finden, sie auf irgendeine Weise mit meinen Angeboten von Musik oder Geschichten oder Gesprächen zu unterstützen. Darum kehrte ich am nächsten Tag zu ihr zurück. Ich sagte, dass ich wisse, sie wolle nichts, aber es sähe alles so kahl aus um sie herum, und irgendwie hätte ich das Gefühl, wir könnten doch etwas gemeinsam machen, und ich entschuldigte mich, sie vielleicht zu bedrängen. Lächelnd schüttelte sie den Kopf. Das deutete ich als Einladung und Beginn unserer Beziehung. Sie erzählte, dass sie gern gemalt hatte, und Musik habe sie bis zum Ausbruch ihrer Erkrankung auch gern gehört. Sie zeigte ihre Kassetten, die sie aber in dieser Zeit im Krankenhaus nicht hören mochte. Ich spürte, wie es in diesem Moment zwischen uns zu strömen begann.

Nach diesem Gespräch besuchte ich sie regelmäßig. Über meine Besuche freute sie sich. Es gab Momente, in denen sie mich zunächst abwies oder wütend war. Sie erklärte dann, dass nicht ich der Grund war. Für mich war das in Ordnung, ich interpretierte ihre Gefühlsausbrüche als ein Zeichen von Lebendigkeit, die sie zurückgewann.

Im Laufe von relativ kurzer Zeit verschlechterte sich ihr Zustand, und sie fühlte sich schwach und müde. Als ich sie an einem der nächsten Tage besuchte, lag Frau Klein wie ein Embryo zitternd in ihrem Bett. Sie erschien mir wie eine verlöschende Flamme. „Ich kann heute nicht", sagte sie. Ich hatte mich neben ihr in Augenhöhe auf einen Stuhl gesetzt. Mit leiser Stimme fragte ich, ob ich etwas summen sollte. Diese Form des Singens erschien mir intuitiv für sie in diesem Moment angemessen. Sie schaute mich an und flüsterte: „Ja gerne, aber ich mache die Augen zu". Um die Töne aus der inneren Ruhe heraus entstehen zu lassen, blieb ich einen Augenblick still. Zunächst summte ich im Tonraum einer Terz. Ich nahm den Grundton wieder auf, wiederholte diese kleine Melodie. In der Wiederholung der Töne, die ihr vertraut wurden, konnte sie vielleicht Geborgenheit empfinden. Auch hatte ich die Hoffnung, dass mit den kleinen gesummten Melodien ein Zwiegespräch zwischen uns entstehen konnte. Um mich herum hatte ich alles ausgeblendet. Mein eigenes Ego durfte sich mir nicht in den Weg stellen. Ich vertraute meiner Intuition, dass meine gesungenen Töne, die sich unmittelbar auf sie übertrugen, heilsam für sie sein würden. Ich hatte mich entschieden, für sie zu singen und stellte mich im Tönen und Lauschen auf die Patientin ein. Das Neue, das sich durch die Unmittelbarkeit des Singens anbahnte, versuchte ich wahrzunehmen.

Frau Klein bewegte ihren Kopf, als suche sie für ihn einen sicheren Platz. Während ich weiter sang, formte ich meine Hand wie eine Schale und legte sie in die Nähe ihres Kopfes. Zaghaft legte sie ihren Kopf in diese Schale, meine Hand. Ich war berührt, dass sie sich in ihrer Verletzlichkeit mir anvertraute. In großer Wachsamkeit sang ich weiter und war darauf bedacht, meine Hand ruhig zu halten. Die kleinste Bewegung hätte sie vermutlich irritiert. Ich konnte meiner Intuition vertrauen, weil ich große Empathie für die Patientin empfand. So gewann ich die spontane Erkenntnis, sie wie ein Kind mit meinen Tönen zu wiegen.

Die Intensität von Nähe durch das Singen wurde durch die körperliche Berührung vertieft. Die daraus entstandene Atmosphäre war besonders dicht, und ich musste sie mit aller Wachheit meiner Sinne halten, bis sie sich von Seiten der Patientin auflösen würde. Während ich meine Hand wie ein Gefäß für ihren Kopf hielt, entstanden die Töne wie von selbst, ohne dass ich sie bewusst wählte, und ich ließ ihnen freien Lauf in der intensiven Nähe zu der Patientin. Sie gestalteten sich aus dem Hören und Wahrnehmen der Patientin und der Atmosphäre im Raum. Auch war in diesen Augenblicken das Gefühl für Zeit aufgehoben. Ich war in diesen Augenblicken für die seelische Verwandlung der Patientin, die sich mir in körperlichen Signalen zeigte, offen. Und ich gab dem Raum, was zwischen uns geschah. Nur so konnte sich etwas Neues entwickeln, was unendlich groß war, aber nicht benannt werden musste.

An ihrer Mimik sah ich, dass Erinnerungen sie bewegten. Sie begann leise zu weinen. Ich empfand Zärtlichkeit für sie und versuchte, ihr dieses Gefühl mit den Tönen zu vermitteln. Während ich sang, nahm ich die feinsten Veränderungen an ihr wahr. Als Frau Klein ihre Augen öffnete, nahm ich das als Zeichen, mit Summen aufzuhören. Ich endete mit dem Grundton der kleinen Melodie. Erneut schloss sie die Augen und bewegte ihren Kopf aus meiner Hand. Behutsam zog ich meinen Arm zurück. Eine Weile verging im Schweigen. Dann öffnete sie ihre Augen und flüsterte: „Meine Gedanken erzähle ich ihnen später". „Es ist jetzt zu schwer?" fragte ich. Sie nickte. Ich sagte: „Es ist leichter, allein zu weinen." Wieder nickte sie. Ich strich ihr über die Hand und sagte, dass ich morgen wiederkommen würde. Sie öffnete die Augen, lächelte mich an und sagte „Danke".

Als ich sie am nächsten Tag besuchte, erzählte sie mir, woran sie gedacht hatte: „Ich habe mich an unserer Gartenpforte gesehen, als ich drei Jahre alt war, und da habe ich immer „Mama, Mama" gerufen, und niemand ist gekommen. Es war der Tag, als meine Mama gestorben ist." Wir schwiegen. Nach einem Moment wollte ich ihre Erinnerung vertiefen: „Und an dem Tag hat ihre Mama sie verlassen, und sie haben gewusst, dass sie für sich selber sorgen müssen und dass sie mit sich alleine sind, so klein wie sie waren." Sie nickte und begann zu weinen. Ich strich ihr über die Hand, sie nahm meine Hand und hielt sie eine Weile fest, in der wir miteinander schwiegen.

Die Patientin hatte zu Beginn unserer Begegnung einen so verlassenen Eindruck gemacht. Durch das Wiederaufleben der traumatischen Situation, als Kind von der verstorbenen Mutter verlassen worden zu sein, erklärte, warum sie auf mich so verloren gewirkt hatte. Durch die schwere Erkrankung war die Patientin regrediert und erlebte noch einmal das Gefühl, verlassen zu sein. Darum war sie so zögerlich auf mein Angebot der seelischen Unterstützung eingegangen, und hatte sich, wie sie es von Kind an gewohnt war, zurückgezogen. Nachdem wir behutsam eine Beziehung aufgebaut hatten, war sie bereit, konnte sie sich in dem Klang der gesungenen Melodien geborgen fühlen.

Auf dem Atemstrom und durch Aktivierung der Stimmbänder entstehen Töne, die in den verschiedenen Resonanzräumen zum Klingen kommen. Der auf diese Weise klingende Atem kann Menschen helfen, den Atemrhythmus unbewusst zu übernehmen und auf diese Weise seine Atemnot zu lindern und zu entspannen.

Der Patient – 59 Jahre alt – litt auf Grund seiner schweren Lungenerkrankung unter großer Atemnot. Seine Frau war voller Angst und Sorge um ihn. Herr Bruhns hatte schon einige Zeit auf der Intensivstation gelegen. Dort war ich mit der Behandlung auf seine Atemnot eingegangen und hatte mit freien Tönen gesungen. Die Atmung des Patienten war ruhiger geworden.

Als seine Frau mich dieses Mal um Hilfe bat, lag ihr Mann auf der normalen Station im Zweibettzimmer. Während ich mich mit Herrn Bruhns unterhielt, las der andere Patient einen Krimi. Auf Grund seiner Atemschwierigkeiten war unser Gespräch auf einige wenige Informationen beschränkt, die sein Leben und seinen jetzigen Zustand betrafen. Ich bot ihm an zu singen. Da er mit meiner „Medizin" vertraut war, konnte ich ihm dieses Angebot nach so kurzer Zeit machen. Er schien es mit Erleichterung anzunehmen, legte sich in seinem Bett zurecht und schloss sofort die Augen.

Ich begann in der Mittellage Melodien zu erfinden. Der andere Patient las zunächst weiter, aber nach einigen Minuten legte er sein Buch beiseite, schloss ebenfalls die Augen und schlief sofort ein. Während ich sang, richtete ich meine Aufmerksamkeit auf Herrn Bruhns. Ich achtete auf die subtilste Veränderung im Heben und Senken seines Brustkorbes, so, dass ich meinen Atem diesen Veränderungen genau anpassen konnte. Nach kurzer Zeit begann Herr Bruhns ruhiger und tiefer zu atmen. Mein Ton-Atemstrom schien sich auf ihn zu übertragen. Auf diese Weise sang ich etwa zehn Minuten, ließ den letzten Ton verklingen und blieb noch einen Moment in der Stille.

Der andere Patient hatte seine Augen in dem Moment geöffnet, als ich aufhörte zu singen und schaute mich erstaunt an. Ein paar Tage später besuchte ich Herrn Bruhns wieder. Sein Nachbar meinte bezogen auf mein Singen, es sei „unglaublich beruhigend gewesen und hätte ruhig noch länger sein können."

Am Abend einer der nächsten Tage bat mich die Ehefrau von Herrn Bruhns erneut um Hilfe. Ihr Mann sei so unruhig und wohl leicht verwirrt. Ob ich ihn dazu überreden könne, ins Bett zu gehen, um ihn danach mit Singen zu beruhigen? Dieses Mal lag er allein im Zimmer. Mit dem Pflegepersonal verabredete ich, dass sie ihn für die Nacht versorgten, damit er nach der Intervention nicht noch einmal gestört würde. Als Herr Bruhns in seinem Bett lag, ging ich zu ihm.

Herr Bruhns hatte seine Arme über dem Kopf verschränkt und hielt seine Hände über dem Kopf zusammen, was sehr verkrampft aussah. Auf meine Frage, ob er so besser atmen könne, nickte er. Seine Ehefrau und Tochter waren im Begriff, aus dem Zimmer zu gehen. Ich bot ihnen an zu bleiben. Ich erlebte die Ehefrau als aufgeregt und hilflos, ständig auf der Suche, für ihren Mann etwas tun zu können. Und ich wollte ihr die Möglichkeit geben, durch mein Singen zur Ruhe zu kommen.

Ich wandte mich dem Patienten zu. Auf einem langen Ausatem modulierte ich Töne in der mittleren und tiefen Lage auf der Silbe „MO". Ich wählte einen Ton als Zentrum, zu dem ich immer wieder zurückkehrte. Mit dieser Form wollte ich ihm einen Ort der Ruhe assoziieren. Zunächst schaute der Patient mich an. Nach einigen Tönen schloss er die Augen. Sein Atemrhythmus veränderte sich, wurde ruhiger und tiefer. Seine Hände, noch über dem Kopf verschränkt, zuckten, als fielen sie im nächsten Moment auseinander. Immer wieder griff er nach, als wolle er sich selber festhalten und habe Angst loszulassen.

Ich stand neben seinem Bett in Höhe seines Oberkörpers und begann, behutsam seinen Arm zu berühren, während ich weiter sang. Als nächstes berührte ich vorsichtig seine verschränkten Arme, indem ich meine eine Hand leicht auf seine Hände legte, ohne das Singen zu unterbrechen. Ich intensivierte das Singen meiner tiefen Töne. Als nächstes legte ich meine beiden Hände auf seine Hände und versuchte, ihn mit meiner Berührung einzuladen, seine Hände über dem Kopf zu lösen. Ich spürte hin, ob er das zulassen konnte. In dieser Geste blieb ich und sang weiter leise, tiefe, lange Töne. Durch die Berührung und das Singen entstand ein intensiver Kontakt zwischen dem Patienten und mir. Meinen Atem-Tonstrom richtete ich nach seinem Atem. Herr Bruhns löste seine Hände. Ich war in höchster Aufmerksamkeit. Seine Hände lagen in meinen Händen, und ich führte sie langsam an seine jeweilige Körperseite. Dabei achtete ich auf seine Impulse und sang weiter. Nun löste ich meine Hände und Herr Bruhns faltete seine Hände auf dem Bauch. Für einen kurzen Moment hörte ich auf zu singen, legte meine Hand leicht auf seine gefalteten Hände und sang nun im Umfang einer Quinte weitere Melodienbögen im ruhigen Rhythmus. Ab und zu sang ich über eine Quinte hinaus, hatte aber das Empfinden, dass der Tonumfang einer Quinte in mittlerer und tiefer Tonlage seinem Bedürfnis nach Ruhe und Geborgenheit mehr entsprach. Herr Bruhns schlief ein, atmete ruhig und regelmäßig. Nach kurzer Zeit lösten sich seine Hände und lagen entspannt auf der Seite. Ich hatte ca. eine Viertelstunde gesungen, als meine Konzentration nachließ. Ich ließ den letzten Ton verklingen und hörte die Tochter flüstern „bravo". Die beiden Frauen standen geräuschvoll auf, um zu gehen. Ich blieb noch einen Moment. Als die beiden Frauen draußen waren, sang ich noch eine kurze Melodie, um die Ruhe wieder herzustellen. Herr Bruhns schlief weiter, und ich ging leise aus dem Zimmer.

Die Schwingungen der Klänge können sich auf den Körper eines Menschen übertragen, wenn er es zulassen kann. Zusätzliche Berührung mit den Händen kann die Schmerzlinderung und Entspannung vertiefen. Es ist eine Form von Liebe zu dem Leidenden, die einen in solchen Momenten befähigt, mit den Händen den geschwächten oder schmerzenden Körper der Patientin zu berühren.

Zum Zeitpunkt meines hier geschilderten Besuches befand sich die Patientin im Endstadium ihrer Erkrankung. Sie lag Zuhause und wurde von ihrer Freundin, einer Krankenschwester und ihrem Hausarzt betreut. Ich hatte sie schon eine lange Zeit musiktherapeutisch begleitet. Als ich sie an diesem Tag besuchte, klagte sie über Schmerzen im gesamten Bauchbereich, über Übelkeit und Brechreiz. Geschwächt und müde lag sie im Bett. Ich war mir meiner Verantwortung bewusst, als ich ihr anbot, meine Hand auf ihren Bauch zu legen. Es war das erste Mal, dass ich versuchte, ihr durch Berührung an der Schmerzstelle in Kombination mit Singen zu helfen. Aber meine Intuition erwuchs aus dem Vertrauen, das im Laufe der gemeinsamen Zeit zwischen uns entstanden war. Auch sie konnte diese Berührung aus diesem Grund zulassen. Ich setzte mich im Schneidersitz ihr gegenüber und legte meine angewärmte Hand mit der Fläche ganz leicht auf die von ihr gezeigte Stelle. Im Uhrzeigersinn kreisförmig bewegte ich meine Hand und konzentrierte mich mit innerer und äußerer Wahrnehmung auf die Reaktion der Patientin. Es war notwendig, dass ich im Dialog mit der Patientin von meiner Mitte aus den Atem strömen ließ zur Mitte der Patientin, nur so konnte ich hoffen, dass der Zustand von Übelkeit und Brechreiz sich verändern würde. Ich war ganz auf das gegenwärtige Moment konzentriert, um meine Kraft heilend und lindernd fließen zu lassen. Erst als ich ihren Atem unter meiner Hand spürte, begann ich mit einem warmen tiefen Ton zu singen auf dem Vokal „U". Dieser Vokal ist in der Tönung dunkel und eignet sich gut, um den Bauchraum mit dem Ton-Atem-Strom zu erreichen. Ich richtete diesen Ton mit meinem Ausatem auf die Stelle ihrer Schmerzen. Während ich weiterhin meine Hand über diesem Bereich im Kreis bewegte, wählte ich im rhythmischen Atmen freie Töne im engen Tonraum einer großen Terz. So war ich bemüht, meinen tiefen Atem tönend auf den Schmerzbereich der Patientin zu übertragen. Ich nahm dann den Konsonanten „M" hinzu, als dem Lippenkonsonanten, aus dem Summen heraus in das „U" übergehend. Klang und Laut sind die beiden Grundelemente des singenden Atems. Die Schwingungen der Klänge konnten sich sowohl seelisch als auch körperlich auf die Patientin übertragen. Ich atmete in diesem Moment bewusst in meinen Ton hinein mit der Konzentration auf meinen Ausatem. Ich wollte Frau Mara helfen, ihren eigenen inneren Atemprozess wieder zu beleben und zu vertiefen, bis in den Bereich ihrer Schmerzen hinein. Aber ich war mir bewusst, dass das nur geschehen konnte, wenn zwischen ihr und mir in intensiver Nähe eine Begegnung stattfand. Während ich so vorging, war ich sehr aufmerksam für die feinen Veränderungen in ihrem Atem, ihren Gesichtszügen und der Bewegung ihrer Bauchdecke unter meiner Hand. Es entstand eine Nähe von Tönen, Atmen, Berühren und ihrer Resonanz darauf. Mein Zeitgefühl hatte sich wieder einmal aufgelöst. Ich bemerkte, dass Frau Mara ruhiger wurde. Ihre Gesichtszüge entspannten sich. Ihre Bauchdecke fühlte sich unter meiner Hand weich an, und ich spürte ihren Atem. Ich blieb weiterhin in der Bewegung und im Tönen. In einem Moment des Innehaltens sprach sie von „Wohlbefinden". Ich sang weiter und unterstützte nun diese Phase. An ihren Augen sah ich, dass Frau Mara wacher und lebendiger wurde. Ich beendete die Übung, hörte auf zu singen und nahm dann die Hand von ihrem Bauch. Sie selber setzte ihre Brille auf, wirkte wie erfrischt und war verwundert über diese Wandlung: „Wie kann das angehen, den ganzen Tag hab ich gebrochen, und nun muss ich gar nicht mehr brechen, und das einfach, weil Ihre Hand dort liegt."

Es war nicht möglich, mit Hilfe der musiktherapeutischen Intervention die physische Erkrankung, den langsam nach oben hin wachsenden Tumor heilend zu beeinflussen. Aber es war uns gelungen, die Schmerzen abzuschwächen und sie von Übelkeit und Brechreiz zu befreien. Gelingen konnte es nur, weil wir uns gemeinsam auf diesen Heilungsversuch eingelassen hatten. Die Patientin hatte mir vertraut, hatte auf Berührung und Töne mit ihrem Atem geantwortet und war bereit gewesen, zu lauschen und zu spüren, was ich ihr anbot an Tönen und Berührung.

In der zwischenmenschlichen Beziehung einer Therapie kann es geschehen, dass durch physische Hilfe und Zuwendung die räumliche Distanz aufgehoben wird. Dennoch bleibt eine innere Distanz, die es möglich macht, die Töne in der Improvisation zu führen. Wenn diese räumliche Distanz aufgehoben ist, bedarf es einer doppelten Feinhörigkeit, um die körperliche Berührung durch Hände oder Arme und die seelische Berührung durch Töne zu verändern oder zu beenden. Es geht darum, im richtigen Augenblick das richtige zu tun.

Frau Kuhn hatte einen rasch fortschreitenden Hirntumor. Zu dem Zeitpunkt, als ich ihr begegnete, war sie stark retardiert in ihrer Motorik und Psyche. Die Erkrankung war erst sechs Wochen vorher ausgebrochen, so dass die Patientin keine Zeit gehabt hatte, sich mit Krankheit auseinandersetzen und sich dem Gedanken an Sterben zu nähern. Sie war erst 36 Jahre alt, verheiratet und hatte ein anderthalbjähriges Kind. Bis zu diesem Tage hatte ich Frau Kuhn mehrere Male besucht.

Als ich in das Krankenzimmer kam, saß die Patientin auf der Bettkante. Ich sah, wie schwach sie sich fühlte, und ich war erschüttert. Sie berichtete, dass sie so schlecht liegen könne, weil der Tumor drückte. Sie konnte auch nicht schlafen. Sie schien mir so allein auf dem schweren Weg bis zum Sterben. Als ich sie da sitzen sah, hatte ich das große Bedürfnis, meine Hände auszustrecken, um ihr den Weg zu erleichtern, wenigstens für die Momente, in denen ich bei ihr sein konnte. Aber ein Gespräch war nicht mehr möglich, der Schmerz und die Aussichtlosigkeit um ihr Leben konnte sie nicht mehr in Worte fassen. Sie war zu sehr geschwächt. In diesem Moment war ich dankbar, dass ich, außer der Möglichkeit eines Gespräches, das Geschenk meiner Stimme zum Singen hatte. Ich fragte sie, ob sie es möge, wenn ich für sie singe. Mit leiser Stimme erwiderte sie: „Ich mag Singen sehr gern, Sie können es ja mal versuchen." Sie war so schwach, dass sie auf der Kante des Bettes mehr hing, als saß. Mein Impuls war, sie zu stützen, und so legte ich meinen Arm um sie.

Eine derart intensive Nähe von körperlicher Berührung und dem gleichzeitigen Singen setzt voraus, dass ich mich vorbehaltlos auf die Patientin einlasse.

Mit der Umarmung bot ich ihr einen physischen Schutzraum, in dem sie sich gehalten fühlte. Als sei sie erleichtert, die schwere Last des Kopfes nicht mehr allein tragen zu müssen, legte sie diesen auf meine Schulter nah an meinen Kopf. Einen Moment wartete ich, um Zeit zu haben, nachzuspüren, ob diese Haltung für uns beide stimmig war. Dann begann ich, sanft und wiegend zu summen, darauf bedacht, dass ich körperlich ganz ruhig blieb, um ihren Kopf an meiner Schulter zu halten. Zuerst summte ich in der Mittellage, im Rhythmus ihrer Atmung. Die physische Nähe zwischen uns und ihre labile Befindlichkeit ließen mich achtsam darauf hören, wie die Patientin reagierte und ob sie die Töne und Körpernähe zu mir aushielt. Ihr Kopf auf meinen Schultern fühlte sich schwer an. Frau Kuhn hatte in diesem Moment ihre schwere Last an mich abgegeben. Sehr ruhig und entspannt lehnte sie sich an mich an.

Als ich mir sicher war, dass sie auch mein Singen als wohltuend empfand, wechselte ich vom Summen in ein allmähliches Öffnen zu der Tonsilbe „MO".

Der Konsonant „M" schafft den unmittelbaren Übergang vom Summen zum offenen „O". Der Vokal „O" steht in seiner Öffnung zwischen „A" und „U". Er ist ausgeglichen, in seiner Färbung nicht zu hell und nicht zu dunkel.

Ich sang frei in einem engen Tonraum, ließ den Atem ruhig fließen und setzte jeden neuen Atemstrom mit einem weichen „M" an. Dazwischen ließ ich Zeit, um die eben gesungenen Töne nachklingen zu lassen. Die Improvisation entwickelte sich aus der Zwiesprache mit der Patientin in ihrem Atemrhythmus. Einfache Tonfolgen machten es möglich, dass ich sie wiederholen konnte. Wiederholung machte die Melodie erinnerbar für die Patientin und gab ihr ein Gefühl von Ruhe. Jedes Klangbild entstand im Augenblick der Begegnung und war individuell für diesen Menschen.

Während ich sie im Arm hielt und sang, lauschte ich auf jede Regung und Veränderung von ihr. Jeder Ton und jede kleinste Bewegung hatte Endgültigkeit. Auf diese Weise sang ich zehn Minuten, vielleicht auch länger. Das Gefühl für Zeit löste sich in Momenten solch intensiver Zuwendung auf. Weil meine eigene Konzentration nachließ, beendete ich das Singen. In der Stille hielt ich sie noch eine Weile im Arm, bis ich spürte, dass meine Kraft nicht mehr länger ausreichte. Behutsam nahm ich meinen Arm zurück. Zu meiner Überraschung richtete sich Frau Kuhn auf. Mit wachem Blick schaute sie an mir vorbei nach draußen aus dem Fenster und begann zu erzählen: „Oh, das war wunderschön. Ich habe früher so gern gesungen. Als Kinder sind wir immer singend durch die Gegend gezogen. Ja, und dann auch noch im Konfirmanden-Unterricht haben wir viel gesungen. Mit meinem Kind singe ich auch ganz oft." Von ihrer Lebendigkeit, mit der sie die Bilder der Erinnerung aus der Vergangenheit und der Gegenwart an sich vorbei ziehen ließ, war ich berührt. Es waren nur Momente, dann war sie erschöpft und konnte sich nicht mehr aufrecht halten. Ich half ihr, sich hinzulegen, sie war müde, und ich verabschiedete mich. Als ich zehn Minuten später noch einmal reinschaute, schlief sie. Wenige Tage nach dieser für mich besonders berührenden Begegnung starb Frau Kuhn zuhause.

### 4.1.3  Das Endes des Lebens mit Tönen begleiten

> *„Und meine Seele spannte*
> *weit ihre Flügel aus,*
> *flog durch die stillen Lande,*
> *als flöge sie nach Haus."*[60]

Solange der schwer erkrankte Mensch dem Leben noch zugewandt ist, können wir seine Resonanz auf unser musikalisches Angebot durch seine Sprache oder sichtbare körperliche Reaktion erfahren und intuitiv die Art und Weise unserer Musik danach ausrichten.

In dieser Lebensphase war es möglich, mit der Musiktherapie, im Speziellen mit meiner Stimme, Intentionen zu verbinden, wie z. B. Schmerzlinderung, Beruhigung, Entspannung, Freude, Genuss oder Anregung zu Assoziationen und narrativem Erzählen. Für die Menschen, die noch Lebensimpuls hatten, gab es in meiner Arbeit eine Vielzahl von künstlerischen Behandlungsmedien wie Poesie, Lyrik, Lieder, Töne oder das Gespräch. Die Auswahl ergab sich aus der augenblicklichen Begegnung.

In der Sterbephase eines Patienten reduzierte sich mein Instrumentarium auf das Singen von Liedern oder Tönen.

Wenn die Lebenskraft nachlässt, kommt der Zeitpunkt, an dem der Kranke sich vom Leben verabschiedet.

Die Sehnsucht nach der Heimat unserer Seele ist die Sehnsucht nach der ganz eigenen Spiritualität. Besonders in dieser letzten Phase des Lebens kann es für den Sterbenden hilfreich sein, einen vertrauten Menschen an seiner Seite zu wissen, der

60  Eichendorf, Joseph von, „Der ewige Brunnen", S. 294, Vers 3, C. H. Beck Verlag, München, 1957

ihm hilft, die Flügel seiner Seele zu spannen, um nach Hause zu fliegen, wie es Eichendorff mit seinen Worten sagt.

Wenn das Sprechen schwer zu fallen beginnt und die Menschen sich geistig entfernen, erreicht sie nur noch der Klang einer ihnen vertrauten Stimme. Es entsteht der Eindruck, dass Schwingungen von Sprache oder gesungenen Worten oder Tonsilben sich auf den Sterbenden übertragen und ihm auf diese Weise helfen können, auszuatmen und sich vom Leben zu lösen.

Mit Sensibilität und Intuition gilt es heraus zu finden, ob und welche Art von Musik ihm helfen kann, los zu lassen.

In der Begleitung eines Menschen in der Phase des Sterbens verändert sich der Dialog. Die Sterbenden lehren uns „ein wenig über uns selber. Kostbarer Unterricht an den Sterbebetten... Nur einmal sterben sie für uns, nie wieder...“[61] Wir lassen uns leiten von den Sterbenden, und alles, was wir tun, ist endgültig und nicht wiederholbar. Wir müssen bereit sein, ein Stück des Weges mit zu gehen. Es gehört Mut dazu, sich auf das Geschehen bedingungslos einzulassen bis zum letzten Atemzug des Patienten. Und es gehört ein Gefühl der Demut dazu, sich diesem einzigartigen Vorgang zu fügen und mit großer Wachsamkeit die Wandlung zu erfahren, die sich spontan bis zum letzten Atemzug vollziehen kann. Diese Begegnung wird im Hier und Jetzt geboren und stirbt mit dem Tod des Menschen.

Um Sterbende zu begleiten, bedarf es der Bereitschaft und Fähigkeit, die innere Stille auszuhalten, den Sterbenden wahrzunehmen, mit ihm in der Stille Verbindung aufzunehmen, um auf diese Weise die Töne erklingen zu lassen, die ihm helfen, sich aus seinem irdischen Dasein zu lösen.

Von der Entstehung eines Tones in unserem Inneren bis zu dem tatsächlichen Klang bedarf es nur eines kleinen Impulses. Die Verbindung von innen und außen, aus der Stille in das Tönen, ist von großer Intensität und muss gehalten werden in der Zuwendung an den Sterbenden.

Die Musiktherapie mit einem todkranken Menschen ist nicht auf die physische Gesundung gerichtet, sondern einzig auf die Befreiung des Menschen aus dem irdischen Leben.

Sowohl eine zu große professionelle Distanz als auch ein Übereifer im Helfen wollen blockieren jede Intuition in innerer und äußerer Bereitschaft, sich mit seiner Stimme dem Sterbenden zur Verfügung zu stellen.

Ein für die Begleitung wesentliches Merkmal des sterbenden Menschen ist sein Atemrhythmus, der wahrgenommen und in die Gestaltung umgesetzt werden kann.

Ich habe die Erfahrung gemacht, dass ich mit meiner Stimme sterbende Menschen noch erreichen kann, wenn alle anderen Kommunikationsmöglichkeiten oder Medien keine Resonanz mehr finden können. Das Singen ist tönender Ausa-

---

61 Domin, Hilde, „Nur eine Rose als Stütze“, S. 79 „Unterricht“, S. Fischer Verlag, Frankfurt 1959

tem. Mit dem Ton-Atem-Strom ist es möglich, dem Sterbenden zu helfen, auszuatmen, um sich aus dem kranken Körper zu befreien.

Ich möchte von drei Patienten erzählen, die ich auf ihrem letzten Weg mit meiner Stimme begleitet habe.

Die Ausführlichkeit meines Berichtes ist darin begründet, dass eine Vielzahl von subtilen Einzelheiten sich zu dem Ganzen zusammenfügen.

Wenn ich für Menschen in den letzten Stunden ihres Lebens gesungen habe, war meine Intention, ihnen meine Töne mitzugeben im Übergang vom Leben in den Tod. Wir können mit unserer Stimme auch Angehörigen und Freunden Trost und Hoffnung geben. Auf diese Weise kann das Sterben ihres Freundes oder Verwandten für sie zu einer tröstlichen und friedvollen Erfahrung werden.

Frau Albert war eine fröhliche, liebenswürdige und warmherzige Frau. Sie war 63 Jahre alt, als wir uns kennenlernten. Frau Albert kam nur zur Chemo-Therapie. Danach ging sie nach Hause. Sie hoffte so sehr, gesund zu werden. Wenn ich sie besuchte, sprachen wir über Musik. Sie liebte die drei Tenöre, hatte sie gerade in Hamburg gehört. Zu dieser Zeit konnte sie noch zulassen, dass ich auf der Leier spielte, aber Singen lehnte sie ab. Sie fürchtete, weinen zu müssen. Als es ihr schlechter ging, wollte sie auch nicht mehr das Leierspiel hören, es mache sie so traurig, meinte sie.

Als sie zum letzten Chemo-Therapie-Zyklus kam, wurde sie zunehmend schwächer. Aber sie versuchte ihren Zustand zu verdecken. Sie lag nun mehrere Tage auf Station. Eines Tages erzählte sie, dass sie manchmal in der Nacht wachliege und an ihre Beerdigung denken würde. Aber dann würde sie sich „strafend" auf die Finger hauen, weil sie doch gesund werden wollte. Ich schlug ihr vor, gemeinsam hinzuschauen wie in einen Aktenordner. Danach könnten wir ihn wieder schließen. Dann würde sie in der Nacht, wenn sie allein sei, der Gedanke an ihre Beerdigung nicht mehr überraschen.

Sie lehnte meinen Vorschlag ab und wollte lieber vom Leben reden. Auch wenn es ihr schlecht ging, legte sie Wert darauf, hübsch gekleidet zu sein. Täglich pflegte sie sich sorgfältig mit Gesichtscreme und Handcreme. Wenn sie zu schwach war, übernahm ihre Tochter die Pflege – und manchmal auch ich. Sich auf diese Weise verwöhnen zu lassen, fiel ihr schwer.

Täglich zur selben Zeit besuchte ich sie. „Ich habe gewusst, dass sie heute kommen, und ich habe mich schon gefreut," begrüßte sie mich eines Tages. Musik wollte sie nicht hören: „Die macht so traurig", sagte sie.

Bei einem meiner letzten Besuche sagte sie: „Ich möchte doch so gerne noch leben, jetzt wo ich entdeckt habe, wie schön es ist, für mich zu leben und für mich was zu tun, das habe ich nie getan. Ich habe mich immer angepasst."

Als ich sie an einem der nächsten Tage besuchte, schlief sie. Sie bekam in dieser Zeit viel Morphium und war häufig sehr müde. Ihr Mann war immer bei ihr. Durch die Visite des Oberarztes wurde sie geweckt. Nach dem Gespräch wollte sie weiterschlafen. Ich fragte sie, ob ich ein bisschen Musik machen sollte. Sie stimmte zu. Ich spielte auf der Leier eine kleine Improvisation. Aber die Patientin reagierte unruhig, machte die Augen halb auf, rückte mit den Beinen. Ich hörte auf, und fragte, ob es nicht das richtige sei. „Nein" sagte sie, „lieber doch nicht."

Zuhause hatte ich in einem Moment die Intuition, dass ich bei ihrem Sterben dabei sein würde. Ich schenkte dem zunächst keine Beachtung, weil ich zu dem Zeitpunkt, an einem Sonntag, mit ganz anderen Dingen beschäftigt war.

Als ich am Montag auf die Station kam, begegnete ich zunächst einem jungen Mädchen, das weinend aus dem Zimmer von Frau Albert kam. Es war die Tochter der Patientin. Ich nahm sie in den Arm. Sie sprach über ihre wunderbare Beziehung zu ihrer Mutter und dass sie ihr gesagt habe, dass sie gehen könne, weil sie nicht verloren gehen würde.

Nachdem wir uns verabschiedet hatten, stand ich eine Weile auf dem Flur und hörte die Patientin stöhnen.

Als ich das Zimmer betrat, schauten mich die Angehörigen an, als hätten sie mich erwartet. An der einen Seite des Bettes saß der Ehemann, die eine Schwester saß am Fußende und die andere auf der anderen Bettseite. Die Schwestern standen wie selbstverständlich auf. Wir hatten uns noch nie gesehen, aber ich hatte das Gefühl, als kennen sie mich.

Der Ehemann sagte: „Sie wird gehen." Die beiden Schwestern machten auf mich einen starken erdverbundenen Eindruck. Mir schien es, als würden sie die Patientin am Leben festhalten. Aus diesen Gedanken entstand meine Intuition, die ich dann umsetzte: Ich ging an das Bett zur Patientin, legte meine eine Hand sanft auf ihre, beugte mich über sie und sprach leise zu ihr, dass ich bei ihr sei. Ihre Augen waren halb geschlossen. Sie zog die Luft ein, es klang, als machte es ihr große Mühe, auszuatmen. Ich blieb einen Moment, wartete, um ihren Atem aufzunehmen. Dann sang ich einen Ton in ihre Ausatmung hinein. Die Tonhöhe entstand aus meiner Wahrnehmung, ungefähr um das „a" herum. Ich ließ den Ton in meiner Ausatmung verklingen und sang den gleichen Ton in ihre nächste Ausatmung hinein. Jedes Mal sang ich nur einen Ton, wechselte mal zu dem nächsten höheren Ton, um dann wieder auf das „a" zurück zu kehren. Eine Melodie wäre zu unruhig gewesen. Es ging darum, ihr mit Hilfe eines Tones zu helfen, auszuatmen, um loszulassen. Meinen Blick hatte ich auf die Patientin gerichtet und war bemüht, eine intensive Verbindung zu ihr zu halten, damit mein Singen sie erreichte. Ich begab mich mit der Patientin auf ihren Weg. Meine Töne waren liebevoll und zugleich klar und intensiv. Ich glaubte, in diesem Moment des Sterbens ihr auch physisch so nah sein zu dürfen, weil wir zuvor eine lange Beziehung aufgebaut hatten.

Die subtilsten Veränderungen, Reaktionen im Anblick und Atem der Sterbenden, versuchte ich aufzunehmen. Die Töne verwandelten sich wie von selbst, ohne dass ich die Führung im Atemrhythmus der Sterbenden aufgab. Ich schaute auf das Heben und Senken ihres Brustkorbes, um mich in die kleinste Veränderung ihrer Atmung einzufügen. Als ich das Weinen der Angehörigen hörte, hatte ich für einen Moment das Gefühl, es würde mich ablenken. Das durfte nicht geschehen. Ich wollte in diesen Momenten die Verbindung zu der Patientin behalten und intensivierte meine Konzentration. Wir befanden uns in einem gemeinsamen Atemstrom. Meine Aufmerksamkeit war in diesem Augenblick ihres Sterbens so intensiv und groß wie nie zuvor in unserer Begegnung. Ich ließ die hohen Töne im Raum verklingen und begann neu. Und diese konzentrierte Hinwendung hielt an über den Tod hinaus. Ich war für diese Momente „der Welt abhanden gekommen".[62]

Ihr Stöhnen wurde leiser, bis sie verstummte. Frau Albert atmete still mit geöffnetem Mund. Sie hielt inne, als lausche sie den Tönen und vertraue sich dem gesungenen Atemstrom an. Dann liefen Tränen über ihre Wangen. Noch spürte ich ihren Atem und sang weiter. Der Ehemann beugte sich über sie und sagte mit leiser Stimme: „Gute Reise".

„Sie hat es geschafft", hörte ich eine der Schwestern sagen. Ich war noch tief verbunden mit der eben Verstorbenen, als die Krankenschwester hereinkam, um die Infusionen abzustellen.

Der Ehemann verließ das Zimmer, um seine Tochter anzurufen. Die Schwestern begannen über meine Töne zu sprechen. Ich bot ihnen stattdessen an, für sie zu singen. Als sie sich zu der Verstorbenen gesetzt hatten, suchte ich mir einen Platz, in Distanz zu ihnen. Mein Gesang sollte auf diese Weise ihnen Raum geben, die Töne auf sich wirken zu lassen. Um mich von dem Bild, das sich mir bot, emotional zu lösen, schloss ich die Augen und verharrte einen Moment im Schweigen. Aus dem „Messias" von Georg Friedrich Händel sang ich die Arie „Er weidet seine Herde." Meine Intention war, den Angehörigen mit Text und Melodie Trost zu geben. Sie hörten auf zu weinen, und ich spürte, wie sich während des Singens die Atmosphäre im Raum veränderte. War durch das Ereignis des Todes im Raum eine unruhige Schwere spürbar, wurde es in diesen Momenten still und ruhig. Diese Empfindung gab mir die Kraft, meine eigene Betroffenheit über das eben Erlebte zu überwinden.

Nachdem ich die Arie zu Ende gesungen hatte, schien es mir, als würden sie noch Zeit brauchen. Darum improvisierte ich noch in der Stimmung der Arie.

Als der Ehemann das Zimmer betrat, veränderte sich die Atmosphäre, und ich beendete die Improvisation. Die Schwestern empfanden die Musik als tröstend und bedankten sich.

Sie erwähnten dann noch, dass die Verstorbene viel über unsere Begegnung erzählt habe. Der Ehemann fügte hinzu: „Sie hat sie geliebt. Meine Frau hat nie ihre Gefühle gezeigt, aber Distanz bedeutete bei ihr Liebe." Und als er mir das erste Mal begegnet sei, habe er die Vision gehabt, dass ich dabei sein könne, wenn „es so weit ist". Auch an diesem Tag habe er auf mich gewartet. Er fragte, wie ich gewusst hätte, dass ich ausgerechnet zu dieser Stunde kommen würde. Darauf erwi-

---

62 Rückert, Friedrich, „Ausgewählte Werke", 1. Band, S. 105, Insel, Frankfurt a. M. 1988

derte ich: „Es hat mich wohl irgendjemand geschickt." Danach verabschiedete ich mich von ihnen.

Später dachte ich über die Äußerung des Ehemannes nach. Mir wurde wieder einmal klar, wie aufmerksam und zuverlässig man sein muss in einer Beziehung zu einem schwerkranken Menschen und wie groß die Verantwortung ist, die man übernimmt.

Die Intuition, das Richtige im richtigen Moment zu tun, kann nur entstehen, wenn man sich emotional und gedanklich frei fühlt und in seiner Wahrnehmung klar ist. Ich habe erfahren, dass diese besondere Freiheit der Gedanken und Gefühle aus einer notwendigen Einsamkeit erwächst, vor der man sich nicht fürchten muss, wenn letztendlich eine positive Kraft daraus erwächst, seiner Eingebung zu glauben und danach zu handeln.

Über Herrn Martin schrieb ich bereits in dem Kapitel „Sprache allgemein".

Herr Martin war 32 Jahre alt, als ich ihn kennen lernte. Er hatte nach einem halben Jahr Pause zum zweiten Mal Leukämie bekommen. Bis zu dem Zeitpunkt seiner Verlegung auf die Intensivstation hatten wir viele Stunden miteinander verbracht.

Auch an diesem Tag besuchte ich ihn gleich am frühen Morgen. Er war noch nicht sediert, hatte eine Sauerstoff-Maske vor Mund und Nase. Er schien erleichtert, mich zu sehen. Ohne dass wir es direkt benennen mussten, wussten wir beide, dass er sich in einer lebensgefährlichen Phase befand. Ich versprach ihm, auf seine Frau Maria aufzupassen, und sie in den nächsten Tagen zu begleiten. Er bedankte sich mit einem Lächeln.

Dann bot ich ihm Töne an, und er schloss die Augen. In langen ruhigen Tönen in der Mittellage sang ich, im Umfang einer Quinte, zentriert auf einen Ton. Mit der Rückkehr auf einen Ton in der Melodie wollte ich ihm helfen, sich auf sich selbst zu zentrieren. Sein Atem wurde ruhiger, und als ich endete, sagte er, dass es so „schön beruhigend" sei.

Gesungene Töne entstehen aus der Wahrnehmung, die ich von dem anderen Menschen, in diesem Fall von Herrn Martin, bekam. Ich sah in seiner Mimik, Gestik und Haltung, wie er sich fühlte. Ich atmete aus und versuchte in ihn hineinzuspüren. Mit dem nächsten Atemstrom ließ ich die Töne klingen, die sich aus der so entstehenden Stimmung bildeten.

Auf diese Weise entstand eine lebendige Beziehung zwischen ihm und mir, und mit seiner Resonanz veränderten sich die Töne.

Am nächsten Tag hatte sich das Befinden von Herrn Martin verschlechtert. Die Ärzte hatten ihm geraten, sich tief sedieren zu lassen, damit man ihn intubieren konnte. Er hatte eingewilligt.

Als seine Frau und ich an diesem Tag zu ihm kamen, war er schon tief sediert und schien unerreichbar zu sein. Seine Atmung wurde durch das Beatmungsgerät reguliert. Seine Befindlichkeit, auf das Körperliche reduziert, wurde auf den verschiedenen Monitoren angezeigt: Blutdruck, Herzfrequenz, Fieber, Sauerstoffsättigung. Wir konnten ablesen, dass es ihm nicht gut ging.

Ich beugte mich über ihn und hoffte, dass er mich hören würde, als ich ihm noch einmal sagte, dass ich mich um seine Frau kümmern würde. Ab und zu sang ich Melodienbögen und versuchte, ihn durch Intensität meines Atem-Ton-Stromes zu erreichen. Menschen haben trotz tiefer Sedierung weiterhin ein individuelles seelisches Erleben, auch wenn ihr physischer Lebensrhythmus durch Maschinen unterstützt oder ersetzt wird.

Als Herr Martin noch wach gewesen war, hatte ich mich zum Singen in Distanz von seinem Bett gestellt, damit die Töne im Raum klingen konnten. Jetzt beugte ich mich singend über sein Gesicht und hoffte auf diese Weise, die akustische Mauer überwinden zu können, die durch die bedrohlich wirkenden Geräusche des Sauerstoffgerätes und das ständig schrille Alarmpiepen der Monitore so vordergründig existent war.

Im Verlauf des Tages veränderte sich der Patient auffallend. Sein stark angeschwollener Körper erschien mir wie ein Gefäß, in dem seine Seele eingeschlossen war. Ich suchte nach der Verbindung zu seiner Seele. Es war schwer, ohne jegliche sichtbare Reaktion von ihm in Mimik oder Motorik zu ihm zu sprechen oder zu singen. So konnte ich nur hoffen, dass meine Stimme ihn erreichen würde und erinnerte mich an eine ähnliche Situation mit einer jungen Frau, die ich ein Jahr vorher auf der Intensivstation begleitet hatte.

Auch sie war sediert, bevor sie dorthin verlegt wurde und lange Zeit im künstlichen Koma lag. Es war ihr zuvor sehr schlecht gegangen, und sie hatte geäußert, sterben zu wollen. Ich hatte erwidert, dass ich glaubte, der Zeitpunkt zu sterben sei noch nicht gekommen. Auf der Intensivstation hatte ich täglich für sie gesungen. Eines Tages schien es mir, als sei sie dem Tode nahe, was mir von Seiten der Ärzte bestätigt wurde. Und so nahm ich allen Mut zusammen und flüsterte Sandra ins Ohr: „Wenn Du sterben möchtest, dann lass los. Wenn ich zurückkomme und Du bist nicht mehr auf dieser Welt, dann geht es Dir besser… Der liebe Gott wird Dich zu sich nehmen und Du weißt doch, Dein Cousin wartet auf Dich." Als sie später wieder bei Bewusstsein war, erzählte sie von ihrem Erlebnis mit meinem Singen: Als sie langsam aus dem Koma aufgewacht sei, habe sie mich singen gehört. Ich war zu der Zeit aber weit weg in England bei einem Kongress. Sie habe nach der Musiktherapeutin gefragt. Und da man ihr sagte, ich sei nicht da, habe sie gedacht, mein Singen käme aus dem Radio. Sie bestätigte mir, was ich gehofft hatte. Mein Singen hatte sie erreicht, obgleich sie im künstlichen Koma lag. Sie erzählte weiter, dass mein Singen so vertraut und wohltuend gewesen sei und sie genau gehört habe, dass ich sie zum Sterben ermutigt hatte. „Als Sie mir gesagt haben, ich könne ruhig los lassen, und sterben, wenn ich will, da haben Sie mir richtig einen Tritt in den Hintern gegeben und dafür bin ich ihnen unheimlich dankbar. Da habe ich mir nämlich gedacht, ne, das will ich nicht, da will ich doch noch einmal versuchen, ob es nicht geht, zu leben."

Diese Erfahrung, dass mein Singen und Sprechen Sandra in tiefer Bewusstlosigkeit erreicht hatte, ließ mich nun hoffen, dass auch Herr Martin in seiner Seele meine Töne erleben konnte.

Sein Zustand hatte sich im Verlauf der Nacht und des hereinbrechenden Tages weiterhin verschlechtert, am Monitor war hohes Fieber abzulesen. Niemand wusste, wie lange es nun noch dauern würde. Herr Martin schien endlos weit entfernt zu sein. Das Krankenzimmer war funktional nüchtern. Alles war auf Sterilität und Intensivmedizin ausgerichtet.

Sein Körper wirkte wie ein Teil dieses Raumes, die Schläuche verbunden mit den einzelnen Geräten, schienen die Regie übernommen zu haben über sein Leben und sein Sterben. Ab und zu kam eine Krankenschwester, um die Skalen an den Monitoren abzulesen, oder die Medikamente über die Schläuche zu geben. Seine Eltern und Freunde waren inzwischen gekommen. Mit Einverständnis seiner Frau konnte ich für eine kurze Weile aus dem Zimmer gehen. Ich fragte den diensthabenden Arzt, wer zu bestimmen habe, wann die Medikamente abgestellt würden und erfuhr, dass die Eltern die Zustimmung bereits gegeben hatten. Nun sei aber die Zustimmung der Ehefrau notwendig. Die Ärzte würden von sich aus nichts abstellen.

Zunächst musste ich Frau Martin vor der Ungeduld der anderen schützen, die nicht glaubten, dass die junge Frau ihre Zustimmung geben würde. In den folgenden Stunden brauchte sie Zeit, sich mit dem Gedanken vertraut zu machen, dass es ihre größte Liebestat sei, ihren Mann zu erlösen.

Ich empfand es als Gratwanderung, ihr diese Aufgabe nahe zu bringen und dann wieder loszulassen, damit sie Zeit hatte, darüber nachzusinnen. Ich bat einen jungen Arzt um Unterstützung. Er hatte den Patienten und seine Frau auf Station betreut. Wir standen am Bett ihres Mannes. Nur das schleifende Geräusch des Beatmungsgerätes war zu hören. Dann fragte Frau Martin den jungen Arzt: „Würden sie die Erlaubnis geben, dass man die Medikamente abstellt, wenn sie an meiner Stelle wären?" Ohne zu zögern erwiderte er: „Ja, das würde ich tun", und schaute sie liebevoll an. Als Frau Martin schwieg, setzte er fort. Es sei leider so offensichtlich, dass ihr Mann gehen müsse und dass es doch für ihn quälend sei, wenn er durch die Medikation länger als notwendig am Leben gehalten werde.

Nach kurzem Zögern bat sie darum, mit ihrem Mann einen Moment allein zu sein. Danach wurden die medizinischen Geräte abgestellt. Am Monitor war zu sehen, wie der Blutdruck des Patienten sehr schnell abfiel.

Nachdem Frau Martin lange Zeit mit ihrem Mann allein gewesen war, kamen die Eltern und Freunde. Ich zog mich zurück, war aber jederzeit erreichbar.

Nach kurzer Zeit ließ Frau Martin mich holen. Sie sagte, ihr Mann brauche mich noch einmal. Ich hatte das Gefühl, sie selber brauchte mich in ihrer Nähe. Ich fragte, ob Ihr Mann wohl noch einmal meine Töne hören wolle. Sie nickte zustimmend und bat, dass man das Fenster öffnen möge, damit seine Seele herausfliegen könne.

Ich beugte mich über das Gesicht des sterbenden Patienten und sang intensive, aber nicht laute Töne mit der Kopfstimme in der hohen Tonlage, die ich im Decrescendo verklingen ließ. Die Töne sangen aus mir heraus, wie sie wohl sein mussten für ihn.

Wie lange ich so gesungen hatte, wusste ich nicht.

Als ich aufhörte, brauchte ich eine Weile, um in die Umgebung zurückzukehren. Ich schaute Frau Martin an und sah, dass sie lächelte, als käme sie von weither. Niemand von den Angehörigen weinte. Mir schien, als lauschten sie den Tönen nach, die noch im Raum waren. Ich fragte Frau Martin, ob es so gut sei. Dann zog ich mich zurück.

Einige Minuten später starb Herr Martin. Im Tod sah er so friedlich aus, als schiene er wirklich erlöst zu sein. Er hatte die Gesichtszüge eines Menschen, der durch das erlittene Leid in den letzten Tagen eine tiefe Reife erfahren hatte.

In einem späteren Gespräch berichtete mir sein Vater, dass die Herzfrequenz von seinem Sohn am Monitor sichtbar noch einmal gestiegen war, während meines Singens.

Wenn die Sprache als Medium der Verständigung aufhört und der Sterbende unerreichbar zu sein scheint, kann der Klang einer ihm vertrauten Stimme ihn noch erreichen.

Schwingungen von gesungenen Worten oder Tonsilben und der dabei entstehende ruhige Atem können sich auf den Sterbenden übertragen und ihm helfen auszuatmen und sich vom Leben zu lösen. Zu den Vorraussetzungen, dem Sterbenden auf diese Weise zu helfen, gehört die Fähigkeit, sich in diesem Vorgang vom Sterbenden führen zu lassen.

Während meines Dienstes an einem Nachmittag berichtete ein Pfleger von einem besonderen Patienten. Mit der Diagnose Aids und Krebs war dieser von einer anderen Station auf die onkologische Station verlegt worden, weil man ihn noch mit einer Chemo-Therapie behandeln wollte. Innerhalb eines Tages hatte sich sein Zustand derart verschlechtert, dass jegliche Therapiemaßnahmen abgebrochen wurden. Zu diesem Zeitpunkt war er nicht mehr ansprechbar. Und sie waren hilflos im Versuch mit ihm Kontakt aufzunehmen mit den Möglichkeiten, die sie als Pflegende hatten. Darum baten sie mich um Intervention. Zunächst war nicht einmal sein Name bekannt. Man wusste nur, dass er Tscheche war, eine Freundin hatte, die sich aber noch nicht gemeldet hatte und telefonisch nicht erreichbar war.

Ich nahm meine Leier mit, als ich ihn das erste Mal besuchte. Mir war der Patient bis dahin fremd, und mir schien die Intervention mit meiner Stimme zu unmittelbar.

Das Gesicht des etwa fünfzigjährigen Mannes hatte die Blässe eines Sterbenden. Mit offenem Mund zog er mühsam rasselnd den Atem ein. Seine Ausatmung war flach und kaum wahrnehmbar. Zwischen den Atemzügen machte er kurze Pausen.

Ich hatte mich in Kopfhöhe an sein Bett gestellt und ihm gesagt, wer ich bin und dass ich auf einem Instrument für ihn spielen würde. Darauf zeigte er keine Reaktionen. Ich dachte, er müsse unendlich einsam sein in diesem Zustand, noch dazu auf Station unbekannt und ohne Begleitung von Angehörigen und Freunden. Wie ich diesem verstummten Menschen in seiner letzten Lebensphase hilfreich begegnen könnte, wusste ich in diesem Moment noch nicht.

Ich setzte mich in einiger Entfernung von ihm und improvisierte auf der Leier in mittlerer Tonlage, im ruhigen Zeitmaß bis in die hohe Lage. Nach jeder Melodie, die nicht mehr als fünf Töne enthielt, machte ich kurze Pausen, um die Musik nachklingen zu lassen. Während ich spielte, schaute ich auf den Patienten, um Reaktionen wahrzunehmen und mein Spiel danach auszurichten. Ich konnte keine inneren oder äußeren Bewegungen erkennen und war nicht sicher, ob die Töne ihn in der Welt erreichten, in der er sich befand. Auf diese Weise spielte ich ungefähr eine Viertelstunde und ging dann aus dem Krankenzimmer. Mit dem Gefühl, ihn nicht erreicht zu haben, verließ ich ihn zunächst, weil ich zu einem anderen sterbenden Patienten gerufen wurde, der von seiner Ehefrau liebevoll begleitet wurde. Nach einem langen Gespräch mit der Ehefrau am Bett des Patienten überließ ich ihr meine Leier und kehrt zu dem ersten Patienten ohne Instrument zurück.

Er war unverändert bewegungslos in Mimik und Gestik. Dieses Mal stellte ich mich neben sein Bett in Höhe seines Kopfes und sprach leise zu ihm, dass ich für ihn singen wollte. Um seinen Atemrhythmus beobachten zu können, blieb ich dort stehen. Denn alle Veränderungen wirkten sich auf die Gestaltung meiner Töne aus. Wie er nach Luft rang, klang sehr mühevoll.

Ob er mit Liedern unseres Landes vertraut war, wusste ich nicht. Darum entschied ich mich für Improvisation. In der Tonlage um das eingestrichene „e" begann ich Melodienbögen um den Ton herum zu singen und ließ die Melodie mit einem hohen Ton im Decrescendo verklingen.

Zu diesem Zeitpunkt hoffte ich, dass ich ihm sein Atmen erleichtern konnte. Durch die gesungenen Töne entstand eine Verbindung zwischen seinem und meinem Atem.

Ich hatte einige Male gesungen, als ich wahrnahm, dass seine Mimik sich veränderte. Er zog seine Stirn kraus, lächelte und wurde wieder ernst. Seine Mimik interpretierte ich als Zweifel oder Angst. Manchmal schien er auch entspannt und mit sich im Frieden zu sein. Mir schien, als sei er noch einmal ins Leben zurückgekehrt. Das motivierte mich, meine Improvisation zu verändern mit der Intention, ihm nun Geborgenheit zu signalisieren.

Ich sang nun im Umfang einer Quinte, auf einen Ton zurückkehrend auf der Tonsilbe „MO". Das „O" klingt, verbunden mit dem Konsonanten „M", der aus dem Summen heraus entsteht, weich und warm. Die Tonfolgen wiederholte ich, um ihm im Erkennen der Töne Vertrauen zu vermitteln.

Ich hatte das Gefühl, dass meine Töne sich von selbst gestalteten als Resonanz auf seine Gestik, Mimik und allgemein seelisch sichtbare Bewegung. Ich stellte mich vollkommen auf dieses gegenwärtige Moment der Begegnung ein. Denn nur so war es möglich, dass diese intensive Verbindung zwischen diesem sterbenden Menschen und mir entstand und erlebbar wurde. Noch Augenblicke zuvor waren wir uns vollkommen fremd gewesen. Meine Intuition, Töne für ihn zu singen, war spontan aus der Klarheit meiner Wahrnehmung entstanden.

Wiederum hatte ich einige Male auf diese Weise gesungen, als ich hörte, dass der Patient auf einem tiefen Ton ausatmete.

Ich war überrascht über seinen Ton, der sich nun in jeder Ausatmung wiederholte. Er wartete nun auf mein Ausatmen, um gemeinsam mit mir zu tönen.

Bisher hatte ich in allen Sterbebegleitungen erlebt, dass ich mich im Singen auf die Atmung der Sterbenden einstellte und auf ihre Ausatmung wartete. Aber dieser Patient war noch einmal ins Leben zurückgekehrt und hatte mit mir Verbindung aufgenommen.

Meine Töne bildeten sich aus dem Dialog, der sich zwischen uns entwickelt hatte. Ich wusste nicht, wohin uns dieses „Gespräch" führen würde. In diesem Moment klangen wir gemeinsam. Zwischen den einzelnen Melodien hielt ich inne, um uns beiden Raum zu geben, nachzulauschen.

Seine Augen waren weiterhin in die Ferne gerichtet. In seiner Mimik konnte ich lesen, dass er emotional bewegt war. Seine Einatmung klang nun weniger anstrengend. Sein einziger Ton klang wie ein tiefer Seufzer. Vielleicht befreite er sich auf diese Weise aus seiner Einsamkeit, in der er durch die äußeren Umstände und seinen durch Aids und Krebs geschwächten Zustand geraten war.

Wenn ich einen Moment Pause machte, gingen mir Fragen durch den Kopf: Woher dieser Mensch kam und was er für einen Hintergrund hatte, was er erlebt hatte und ob er Menschen hatte, die ihm nahe standen, aber weit weg wohnten und deshalb nicht erreichbar waren. Es ging mir auch durch den Kopf, was er wohl beruflich gemacht hatte. Seine schlanken schönen Hände wiesen darauf hin, dass er einen Beruf hatte, in dem er seine Hände nicht stark strapazieren musste.

Ich hatte den Eindruck, dass ihn vor allem die hohen Töne erreichten. In Anlehnung an gregorianische Modulationen ließ ich die Tonfolgen klingen. Ich wusste nichts von ihm, ob er gläubig war oder einer Kirche angehörte. Die gregorianischen Gesänge sind kirchlichen Ursprunges, aber ich sang keine Texte. So hoffte ich, dass die Melodien für ihn nicht einengend wirkten.

Zum vorläufigen Abschied berührte ich vorsichtig seine mir am nächsten liegende Hand und erschrak, wie kalt und leblos sie war. Er zeigte keine Reaktion auf diese Berührung. Ich ging aus dem Krankenzimmer und wandte mich einem weiteren sterbenden Patienten zu.

Der alte Mann lag wunderbar versorgt in seinem Bett. Ich wusste nicht mehr von ihm, als dass er aus einem Heim kam und keine Angehörigen mehr hatte. Mir schien, als sei dieser Mensch mit sich selber im Einklang und bereit zum Sterben. Ich beugte mich über sein Gesicht, sagte ihm, wer ich bin und fragte, ob ich ein Abendlied singen sollte. Er deutete mit seinem zahnlosen Mund „Ja" an. Über sein Gesicht gebeugt sang ich „Guten Abend, gute Nacht". Ich war beinahe heiter gestimmt, weil dieser Mensch so viel Harmonie ausstrahlte. Als ich ihm dann eine gute Nacht wünschte, lächelte er mich mit seinen freundlichen Augen an und sagt mit schwacher Stimme „Danke".

Als ich auf den Flur kam, berichtete mir eine Krankenschwester aufgeregt: „Du hast ihn wieder zurückgeholt, er ist wach." Ich konnte es kaum glauben und schlug vor, dass wir beide zusammen zu dem unbekannten Patienten gehen.

Er schien sehr verändert. Sein Gesicht war leicht gerötet. Er hatte die Augen geöffnet, den Mund weich geschlossen. Sein Blick irrte umher, als suche er jemanden oder etwas. Ich stellte mich neben sein Bett.

Schwester Caroline wandte sich zu dem Patienten und sagte etwas, aber er reagierte nicht. Da begann ich auf die gleiche Weise zu singen wie zuvor. Der Patient drehte seinen Kopf zu mir und schaute mich mit wachen Augen an. Während ich seinem Blick begegnete, sang ich weiter. Und er schaute mich fragend, staunend an.

Als ich eine Pause machte, sagte Schwester Caroline: „Heute habe ich was ganz Neues dazugelernt. Als ich ihn angesprochen habe, hat er mich nicht angeschaut. Jetzt, in dem Moment, als du mit Singen begonnen hast, hat er dich angeschaut. Es sind wirklich die Töne, die er wiedererkennt." Sie war berührt von diesem Erlebnis. Dann ging sie leise aus dem Zimmer, während ich noch blieb.

Zunächst blieb ich still bei ihm stehen und wollte ihm Zeit lassen, sich zurechtzufinden. Er sah mich weiterhin erstaunt und intensiv an. Ich sagte ihm, dass ich gesungen hätte. Er hob den linken Unterarm und ruderte mit der Hand herum, als suche er Halt, daraufhin legte ich meine Hand in seine. Er begann, meine Hand sehr fest zu drücken. Als ich meine Hand nur ein wenig zurückzog, reagierte er sofort und lockerte den Griff, hielt aber meine Hand weiterhin fest. So war es auch für mich in Ordnung.

Dann begann ich behutsam, ihm Fragen zu stellen: Zuerst, ob er mich verstehe, leise sagte er „ja", und ob er alleine sei, erwiderte er „nein". Ich fragte ihn noch weiteres, immer so, dass er nur mit „ja" oder „nein" antworten musste. Er sprach mit kaum vernehmbarer Stimme, aber klar artikuliert. Manchmal nuschelte er irgendetwas dazwischen, was ich nicht verstehen konnte. Er schaute mich dabei an. Ich fragte noch einmal nach, aber es schien ihm nicht wichtig zu sein, denn er wiederholte es nicht. Seine Augen gingen manchmal weit weg in die Ferne, und dann plötzlich schaute er mich wieder an.

Eine Weile blieb ich noch bei ihm. Er ging seinen eigenen Gedanken nach, manchmal zog er die Stirn in Falten, seine Mundwinkel zuckten, er lächelte. Es schien mir, als betrachtete er sein Leben. Dann schaute er mich wieder an, und ich sagte: „Es ziehen viele Bilder an Ihnen vorüber." „Ja", sagte er, und die Bilder zogen weiter. Mein Angebot, noch einmal zu singen, nahm er an. Ich begann mit dem Abendlied „Der Mond ist aufgegangen", sang es nicht zu Ende, sondern modulierte wieder in die freien Töne. Ich hatte Bedenken, mit dem Lied könnte ich ihn in seinen Gedanken stören. Seine Mimik war entspannt. Mit großen Augen schaute er manchmal zu mir, manchmal in die Weite.

Inzwischen war es spät am Abend geworden. Er schien ganz auf sich konzentriert zu sein. Ich dachte, wenn ich ihn mit meinen Tönen noch einmal in das Leben zurückgeholt hatte, dann wäre es jetzt auch meine Aufgabe, ihn in den Nachtschlaf zu singen. Als ich die erste Zeile eines Abendliedes sang, reagierte er nicht, sondern blieb weiterhin unruhig und in seiner eigenen Gedankenwelt.

Auf seinem letzten Weg bis zum Tod gab es keinen Tag-Nacht-Rhythmus mehr. Es gab nur den Weg zum „ewigen Schlaf". Und es schien mir, als hätte er gedanklich noch viel zu tun. Als ich mich von ihm verabschiedete, wandte er noch einmal seinen Blick zu mir, zeigte keine Reaktion von Trauer oder Angst, verlassen zu werden. Dennoch fiel es mir nicht leicht, ihn in seiner Einsamkeit zurückzulassen. Ich bat telefonisch jemanden von der Hospizbewegung, ihn weiterhin zu begleiten. Bis zu seinem Tod am nächsten Morgen war er nicht allein.

# 5 Nachwort

Die spirituelle Kraft der Musik und der geistigen Reichtum in Gedichten und Geschichten kann in jeder einzelnen Begegnung mit den leidenden Menschen spürbar, hörbar und auch sichtbar werden, und man kann erleben, wie sich die Menschen verwandeln.

Wenn medizinische und verbale Anstrengungen versagen, können Klänge und Töne, Rezitationen von Gedichten und Geschichten helfen, Verzweiflung und Ängste zu lindern. Diese künstlerisch-therapeutischen Medien sind für Musiktherapeuten und für alle, die Kranke und Sterbende auf ihrem Weg begleiten, eine Quelle, aus der sie schöpfen können.

Wir übernehmen Verantwortung, wenn wir für den Menschen in seiner Individualität Musik, Poesie oder Lyrik auswählen, mit der wir ihn in seinem Leid trösten und stärken wollen.

Wir sind lediglich Vermittler, die wir die Musik, das Gedicht, die Geschichte zum Klingen und zum Ausdruck bringen, um die darin verborgene Spiritualität mit Leben zu erfüllen. Wenn wir uns selbst in der Rolle der Vermittlerin zurücknehmen und der Kranke empfänglich ist für unser Angebot, dann ist in dem Moment eine Verwandlung von Verzweiflung in Trost, von Angst in Vertrauen und Hoffnung möglich.

Wenn Gespräche nicht mehr möglich sind, können Klänge trösten und Vertrauen wachsen lassen. Töne können heilsam sein für die Seele. Hans Christian Andersen schreibt davon in seiner Geschichte von der Nachtigall.

Es ist oftmals nicht zu vermeiden, dass wir selber betroffen sind vom Leiden des Patienten. Aber diese Betroffenheit darf nicht Raum einnehmen. Denn nicht unsere Bedürfnisse sollen gestillt werden, sondern die der Kranken und Sterbenden.

Wir werden immer wieder mit dem Tod konfrontiert. In einer Arbeit mit schwerstkranken und sterbenden Menschen, wie ich sie beschrieben habe, müssen wir uns gewissermaßen hautnah damit auseinandersetzen, dass auch unser Leben endlich ist. Aber diese Auseinandersetzung darf nicht in der unmittelbaren Begegnung mit dem leidenden Menschen stattfinden. Unsere Ängste und die Problematik mit diesem Thema müssen wir anderen Ortes aufarbeiten. Anderenfalls wird unsere Wahrnehmung über das Geschehen vor Ort durch unsere eigene Erinnerung oder unsere Ängste verzerrt.

Oftmals habe ich zunächst einmal still am Krankenbett gesessen und habe gewartet. Ich selber musste mir Raum geben, um loszulassen vom vorhergehenden Geschehen außerhalb des Krankenzimmers. Ich musste mich öffnen für die Schwingungen, die zwischen dem Kranken und mir entstehen würden. Die Zeit schien in diesen Momenten still zu stehen. Alles sonst so scheinbar Wichtiges geriet in den Hintergrund und wurde auf diese Weise unbedeutend. Diese Zeit der Stille war die Grundlage, um vollkommen präsent zu sein, offen für das Geschehen und mitfühlend im Hier und Jetzt. Erst dann war es mir möglich, den Patienten in seiner Ganzheit wahrzunehmen und intuitiv die richtige Musik bzw. Literatur zu wählen, die seiner momentanen Befindlichkeit und seinem Wesen entsprach.

Es ist nicht möglich, mit unserer Therapie den kranken Körper eines Menschen zu heilen, aber es ist möglich, mit sensibler Offenheit den Menschen mit unseren Medien durch Tiefen der Verzweiflung und Angst zu begleiten. Und diese Begleitung kann die Vorbereitung sein für das Moment des Sterbens in großer Ruhe und dem Tod in tiefem Frieden.

Die Form eines Tagebuches von meiner Arbeit habe ich bewusst gewählt. Mit einem Ratgeber für diese sensible Art von Arbeit konnte ich mich nicht anfreunden. Ich bin der Meinung, dass Sterben so individuell erlebt und erfahren wird, wie jeder Mensch einzigartig in seinem Wesen ist.

Ich glaube nicht, dass ich die Tiefe und Intensität durch Musikinterventionen erreicht hätte, wenn ich sie unter dem rationalen Gesichtspunkt der „Wirksamkeit und Technik", ausgewählt hätte.[63]

Rationales Handeln und entsprechende Auswahl von Musik können leicht dazu führen, dass der Mensch als Individuum nicht berücksichtigt wird. Schwerkranke und sterbende Menschen sind empfindsam auf ihr Gegenüber und spüren genau, ob man ihnen etwas allgemein Gültiges anbietet oder ob man mit emotionaler Offenheit und Mitgefühl den Mut hat, mit ihnen eine Beziehung aufzunehmen und auf diese Weise ein Angebot an sie richtet.

Unter Medizinern und Forschern habe ich mich als Musiktherapeutin oftmals einsam gefühlt. Aber ich wusste, dass diese Einsamkeit notwendig war, um auf meine innere Stimme zu hören. Auf diese Weise hatte ich den Mut, individuell zu handeln und meine Interventionen zu wählen. Aus der Einsamkeit heraus konnte ich mich auf meine Intuition verlassen und hatte Vertrauen, das Richtige im rechten Moment zu tun.

---

63 Munro, Susan, „Musiktherapie bei Sterbenden", S. 84, G. Fischer, Stuttgart 1986

# 6 Vom Singen und Glücklichsein – meine persönliche Geschichte

Ich hatte einen Traum, als ich Kind war. Ich wollte singen und richtete mir oft meine eigene kleine Welt ein mit meiner Blockflöte, vor allem aber mit Singen.

Mit neun Jahren erlebte ich in einer Kirche die Hochzeit einer Tante. Ihre Schwester sang von der Empore die Arie von Georg Friedrich Händel „Caro mio ben". Ich dachte, mein Herz zerspringt, so wunderschön klang es für mich. Von diesem Moment an stand mein Entschluss fest: Ich wollte Sängerin werden. Niemandem erzählte ich von meinem großen Ziel. Wenn ich sang, verspürte ich die Leichtigkeit eines Vogels und baute mir mein Nest fern von der Welt, in der ich in meiner Kindheit lebte.

Meine Stimme als Wegbegleiterin meiner Kindheit, Jugend, bis heute, wie ein Seil, an dem ich mich fest hielt, wenn ich schwankte und auf meinem Weg zweifelte. Sie war mein sicherer Verlass in meinem sonst so brüchigen Selbstvertrauen. Ich ging meinen Weg schon früh allein und verlor nie die Richtung, in die ich glaubte, gehen zu müssen. Und ich wusste, niemand wird mich davon abbringen, zu singen.

Wenn ich singen konnte, glaubte ich an ein Wunder, das geschehen würde, wenn ich lange genug danach suchen würde.

Eines dieser Wunder erlebte ich mit elf Jahren. Ich war mit anderen Kindern in einer Freizeit auf Spiekeroog. Eine der Helferinnen war Organistin. Sie hörte mich singen. Und ihr vertraute ich mein Geheimnis an. Daraufhin lud sie mich ein, vierzehn Tage bis zum Pfingstfest jeden Morgen vor dem üblichen Tagesbeginn in der kleinen Kirche für den Gottesdienst eine Arie aus der Pfingstkantate von Johann Sebastian Bach zu üben. Natürlich war ich begeistert. Ich kannte noch keine Noten, aber ich hatte ein musikalisches Gehör und sang nach, was mir die Organistin vorsang. Sie spielte auf der Orgel die Begleitung, und ich sang. In diesen Momenten fühlte ich mich unendlich glücklich. Am Pfingstsonntag war der große Augenblick gekommen. Von der Empore musizierten wir unsere Arie. Das erste Mal in meinem Leben sang ich vor vielen Menschen. Ich war nicht aufgeregt, aber sehr glücklich über dieses Wunder, endlich so wunderbare Musik machen zu dürfen.

Wieder Zuhause, war ich mit meiner Lebendigkeit und meinen ungehörten Tönen wie ein Vogel, dem man die Flügel stutzen wollte, damit er nicht fliegen konnte. Als ich mit siebzehn die Schule beendet hatte, verließ ich die Welt, in der für mich und meine Wünsche kein Platz war und ließ alles hinter mir, um meinem Ziel näher zu kommen. Ich hatte keine Angst, verlassen zu sein auf meinem Weg. Und es ging sich leicht, mit der Freiheit vor Augen, in der ich erreichen wollte, was in der Vergangenheit nicht möglich gewesen war. In keinem Moment blieb ich stehen, um mich umzudrehen, ich musste meinen Weg immer weiter gehen.

Es gab Zeiten, in denen ich mich angstvoll an der Hoffnung festhielt, meine Träume vom Singen mögen in Erfüllung gehen. Und bis ich mein Ziel erreichte, sollte es lange dauern. Als ich endlich Gesang studieren konnte und Konzertsängerin wurde, schienen hundert Jahre zwischen Vergangenheit und Gegenwart zu liegen. Die Verbindung zu der anderen Welt zerbrach, aber ich war Konzertsängerin geworden und später Musiktherapeutin, meine Stimme war mein Instrument.

In meinen Liederabenden hatte ich das Gefühl, den Menschen mit meiner Stimme besonders nah zu sein. Im intensiven Kontakt mit ihnen gestalteten sich die Worte und Töne wie von selbst. Aber auch in den Kirchenkonzerten gelang es mir, in Messen und Oratorien die Menschen mit meiner Stimme zu erreichen.

Ein besonderes Erlebnis aus dieser Zeit ist mir unvergessen:

Mit einem jungen Chor und Orchester war ich auf Tournee durch Frankreich. Unser letztes Konzert fand in der Kathedrale zu Reims statt. Auf dem Programm stand die „Krönungsmesse" von Wolfgang Amadeus Mozart. Als wir den Vorraum der Kathedrale betraten, saß an der Seite auf einer Steinbank ein Clochard im grauen Mantel und langen ungepflegten Haaren. Sein Gesicht konnte ich nicht sehen, nur das Ende seines Bartes. In seiner ausgestreckten Hand hielt er einen Hut für einen Obolus. Ich hatte dreißig Francs in Münzen in meinem Portemonnaie. Eigentlich wollte ich mir davon ein Souvenir aus Frankreich kaufen. Aber am nächsten Morgen früh würden wir schon zurückreisen, es blieb mir keine Zeit mehr. Spontan entschloss ich mich, dem Clochard die gesamte Summe in seinen Hut zu legen. Der Mann hatte zuvor seinen Kopf mit seinem Blick nach unten geneigt und wie automatisch bei jeder kleinen Gabe „Merci" gesagt. Aber nun, als das Geld in seinen Hut klimperte, hielt er inne. Und ich beobachtete, wie sein Blick von meinen schwarzen Abendschuhen langsam an meinem Abendkleid hoch wanderte, bis sich unsere Blicke trafen. Er schien wahrlich erstaunt. Und in eben diesem Erstaunen sagte er „Merci, Madame". Ich hätte gern auf Französisch geantwortet, aber ich konnte die Sprache nicht und so lächelte ich ihm zu. Dieser Vorgang hatte nur ein paar Minuten gedauert. Ich ging dann weiter in die Kirche hinein. Zu diesem Zeitpunkt ahnte ich noch nicht, dass wir uns noch einmal begegnen würden.

Die Kathedrale war bis auf den letzten Platz besetzt. Menschen standen auch noch im Halbreis vor dem Altar. Chor und Orchester hatten ihren Platz eingenommen. Wir Solisten saßen vor dem Orchester. Das Konzert begann und nahm seinen Verlauf. Am Ende der Messe hat Mozart eine Arie „Agnus Dei" für Solosopran komponiert. Ich begann die ersten Worte dieser Arie zu singen. Und da sah ich, wie rechts in der Menschengruppe Bewegung entstand und der Clochard sich nach vorn in die erste Reihe schob. Inmitten der festlich angezogenen Menschen stand dieser Mensch in dem abgetragenen Mantel, seinen zerzausten Haaren, dem langen Bart und den buschigen Augenbrauen. Wie aus einer anderen Welt schien er zu sein. Wir begegneten uns mit unseren Blicken, und ich sah so viel Staunen in seinen Augen. Während ich weiter sang, entschied ich zugleich, diesem Clochard meine Musik zu schenken. Ich hielt den Blick zu ihm und sang mit großer Intensität diesen einen Menschen an. Wie ein Zwiegespräch empfand ich es, was zwischen uns war, inmitten der vielen lauschenden Menschen.

Als ich die Arie beendet hatte, blieb ich weiterhin mit ihm in Blickkontakt, während Chor und Orchester das Finale der Messe musizierten. Erst als das Publikum applaudierte, löste ich mich aus unserem Zwiegespräch. Der Beifall wollte nicht enden. Darum bat der Priester um eine Wiederholung dieser Arie. Das Orchester begann zu spielen, und ich sang ein zweites Mal die Arie. Dieses Mal wandte ich mich dem Publikum zu und empfand es als ein ganz anderes Singen. Als ich die letzten Worte gesungen hatte, schaute ich wieder zu seinem Platz. In diesem Moment zog sich der Clochard zurück aus der Reihe der Menschen und verschwand. Eine Intensität solcherart in der Begegnung mit einem Menschen, ausgelöst durch mein Singen, hatte ich bis dahin niemals zuvor erlebt.

Nach Beendigung meiner Gesangskarriere studierte ich Musikpädagogik mit Hauptfach Gesang und schloss mit dem Diplom ab. Während des Studiums wurde mir bewusst, dass meine Fähigkeiten und mein Interesse mehr im Bereich der Musiktherapie als in der Musikpädagogik lagen. Und wiederum brauchte es viel Mut, Ausdauer, Fleiß und auch Glück, Menschen zu finden, die mich darin unterstützten, meinen zweiten Wunschberuf zu erreichen.

Die Begegnung mit einer besonderen Gesangspädagogin sollte für meine spätere Arbeit mit Patienten prägend sein. Dieser Pädagogin bin ich bis heute dankbar, dass sie mit viel Weisheit und Geduld mich unterrichtete. Zu der Zeit absolvierte ich ein Jahr in einer anthroposophischen Einrichtung für Waldorfpädagogik. Frau Wünsch, meine Gesangspädagogin war eine der letzten Schülerinnen von Frau Werbeck Svärdström. Diese war zuvor Opernsängerin gewesen. Nachdem sie durch eine seltene Erkrankung der Halsdrüsen ihre Stimme verloren hatte, suchte sie nach einem Weg aus der Katharsis und erforschte eine neue Methode des Singens. Sie nannte ihr Buch „Schule der Stimm-Enthüllung" und beschreibt darin, dass diese Art des Singens zunächst für sie selber zur Therapie wurde und dann für viele andere Menschen, die durch das aktive Singen ihr körperlich-seelisches Gleichgewicht wiederfanden. Der geistige Vater ihrer Arbeit an der „Schule der Stimm-Enthüllung" war Rudolf Steiner, Begründer der Anthroposophie.

Zusätzlich zu meiner klassischen Gesangsausbildung ist das Singen nach der Schule von Frau Werbeck Svärdström bis heute eine große Bereicherung sowohl in der musiktherapeutischen Arbeit als auch privat im künstlerischen Singen.

Nach diesem Jahr bekam ich meine erste Anstellung in einer heilpädagogischen Schule. Als Musikpädagogin und Musiktherapeutin machte ich meine ersten Erfahrungen. Es war sehr bereichernd, zu erleben, wie unmittelbar die Kinder mit körperlichen und geistigen Behinderungen auf meine pädagogisch-therapeutische Behandlungsweise mit Instrumenten und vor allem mit meiner Stimme reagierten.

Es geschah am Ende meines dritten Jahres an der Schule, als ich einen Anruf bekam mit der Bitte, auf der Intensivstation einer Klinik eine komatöse Patientin mit Musiktherapie zu begleiten. Die junge Frau war nach einem schweren Trauma und vier Operationen ins Koma gefallen. Die Begegnung mit dieser schwerkranken Patientin war für mich schicksalhaft. Durch sie wurde ich an meinen nächsten Arbeitsplatz geführt. Einige Zeit hatte ich schon gespürt, dass ich die Arbeit an der Schule beenden musste. Eine chronische Bronchitis als Zeichen von Überanstrengung gab mir Hinweis genug, dass eine Veränderung notwendig wurde. Ich war ständig heiser, konnte nicht singen und litt unter heftigem Husten. Sobald ich aber auf der Intensivstation für die Patientin sang, war ich ohne gesundheitliche Beschwerden und hatte keine Angst mehr vor einem Neuanfang. Ich wollte weitere Erfahrungen in musiktherapeutischer Arbeit machen. Diese Möglichkeit bekam ich in einem anthroposophischen Sanatorium.

Meine neue Arbeit war vielfältig. In Einzeltherapien konnte ich die heilende Kraft der Stimme in aktiver Musiktherapie den Patienten vermitteln. Ich arbeitete viel mit den besonderen Übungen aus der Heilsing-Methode von Frau Werbeck Svärdström. Zweimal in der Woche leitete ich einen Patienten-Chor. Mit ihnen sang ich zwei- und dreistimmige Lieder. Dabei war mir wichtig, dass die Teilnehmer ohne Notenvorlage Töne und Texte von mir abnahmen. Auf diese Weise übertrugen sich Töne und Atemstrom unmittelbar auf sie, und sie begannen freier zu atmen.

Wenn es Gäste gab, die Klavier spielten, veranstalteten wir Liederabende. In diesen Stunden bewährte sich meine Erfahrung aus der Zeit als Konzertsängerin. Vor allem in der Weihnachtszeit nahm das Singen in dieser anthroposophischen Einrichtung mit Liederabenden und spontanem gemeinsamen Singen einen großen Platz ein. In diesen drei Jahren meiner Tätigkeit im Sanatorium absolvierte ich eine berufsbegleitende dreijährige Ausbildung in Morphologischer Musiktherapie. Zeitgleich mit dem Abschluss entschloss ich mich, erneut auf Wanderschaft zu gehen, um mich beruflich weiter zu orientieren. Und außerdem sehnte ich mich nach dem Leben in der Großstadt, in Hamburg, nach den drei Jahren auf dem Lande. Wieder einmal fügte es sich, dass ich in eben dieser Stadt ankam.

In einem Forschungsprojekt am Universitätsklinikum Hamburg unter Leitung von Professor Dr. med. Rolf Verres wurde die Stelle der Musiktherapeutin frei. Meine Stimme war neben der Leier das elementare Instrument in meiner therapeutischen Arbeit. Nach drei Jahren wurde dieses Projekt mit einer qualitativen Studie abgeschlossen und veröffentlicht.[64] Danach folgte die Arbeit in der onkologisch-hämatologischen Abteilung der Universitätsklinik, die 14 Jahre dauern sollte.

Im Verlauf meiner musiktherapeutischen Arbeit in der Klinik wurde mir immer klarer, dass ich über Sprache die Patienten eher erreichen konnte als durch Singen. Menschen sind mit der Sprache vertraut. Um die Sprache in Poesie und Lyrik professionell in der Therapie anwenden zu können, absolvierte ich eine Ausbildung als Kursleiterin für Poesie und Bibliotherapie am Fritz-Pearls-Institut in Hückerswagen.

Der Abschied von meiner Karriere als Konzertsängerin war mir schwer gefallen. Aber in der Arbeit als Musiktherapeutin habe ich erfahren können, welche

---

64  Hodenberg, Friederike von, „Dona nobis pacem", in: Verres, Rolf und Klusmann, Dietrich, „Strahlentherapie im Erleben der Patienten", Joh. A. Barth Verlag, Heidelberg/Leipzig 1997

Magie in meiner Stimme lag, wenn ich die Menschen mit Sprache und Gesang unmittelbar erreichte. Das erfüllte mich oftmals mit Staunen und Freude.

Das Leid der Patienten hat mich tief berührt und noch über lange Zeit begleitet. Nach Beendigung meiner Tätigkeit brauchte ich Zeit, bis ich mit dem Schreiben dieses Buches beginnen konnte.

# 7 Quellenverzeichnis

## I. Primärliteratur

*Lyrik*

Arp, Hans, „Gesammelte Gedichte, 1957–66", Verlag Die Arche, Zürich 1984

Ausländer, Rose, „Ich zähl die Sterne meiner Worte. Gedichte 1983", Fischer Taschenbuch Verlag, Frankfurt a. M. 1985

Ausländer, Rose, „Der Traum hat offene Augen", Fischer Taschenbuch, Frankfurt a. M. 1987

Domin, Hilde, „Nur eine Rose als Stütze", S. Fischer, Frankfurt a. M. 1959

Domin, Hilde, „Abel steh auf", Philipp Reclam Junior, Stuttgart 1979

Ebner-Eschenbach, Marie von, in: „Schade um all die Stimmen", hrg. von Dorothea Muthesius, S. 42, Böhlau Verlag, Wien 2001

Eichendorf, Joseph von, „Der ewige Brunnen", C. H. Beck Verlag, München, 1957

Goethe, Johann Wolfgang von, „Westöstlicher Diwan", Insel Taschenbuch Verlag, Frankfurt a. M. 1974

Hausmann, Manfred, „Nachtwache", S. Fischer, Frankfurt a. M. 1983

Ringelnatz, Joachim, „Eine kleine Auswahl als Taschenbuch", Henssel Verlag, Berlin 1964

Rilke, Rainer Maria, „Die Gedichte", Insel Verlag, Frankfurt a. M. 1986

Rilke, Rainer Maria, „Vom Alleinsein", Insel Verlag, Leipzig 1992

Rückert, Friedrich, „Ausgewählte Werke", Band 1, Insel Verlag, Frankfurt a. M. 1988


*Prosa*

Adams, Richard, „Der eiserne Wolf", Verlag Kiepenheuer und Witsch, Mailand, Köln 1980

Andersen, Hans Christian, „Gesammelte Märchen und Geschichten", Eugen Diedrichs Verlag, Jena 1925

Bambaren, Sergio, „Ein Strand meiner Träume", Piper, München 1999

Carter, Forrest, „Der Stern der Chirokee", Omnibus Verlag, München 1998

Keulen, Konstantin und Kornelius und Kosog, Simone, „Zu niemandem ein Wort", Piper Verlag, München, Zürich 2003

Lusseyran, Jacques, „Das Leben beginnt heute", dtv/Klett-Cotta 1966

Lusseyran, Jacques, „Das wiedergefundene Licht", dtv/Klett-Cotta, München 1963

Power, Richard, „Klang der Zeit", S. Fischer Verlag, Frankfurt a. M. 2004

Sehlin, Gunhild, „Marias kleiner Esel", K. Thienemanns Verlag, Stuttgart 1962

Vahle, Frederik, „Federico oder das Leben ist kein Hühnerspiel", Beltz Verlag, Weinheim 1995

## II. Sekundärliteratur

Adamek, Karl, „Das Element der Selbstorganisation des Singens", in: Musik-, Tanz- und Kunsttherapie. Zeitschrift für künstlerische Therapie 3 (1990), S. 125–132

Fischer-Dieskau, Dietrich, „Auf den Spuren der Schubert-Lieder", dtv/Bärenreiter Verlag, München, Kassel 1976

Flatischler, Reinhard, „Der Weg zum Rhythmus", Synthesis Verlag, Siegmar Gerken, Essen 1990

Gustorff, Dagmar, „Musiktherapie mit komatösen Patienten auf Intensivstation", Inaugural-Dissertation, Witten/Herdecke 1992

Habermann, Günther, „Stimme und Sprache", dtv/Thieme, Stuttgart 1978

Hodenberg, Friederike von, „Dona nobis pacem", in: Verres, Rolf und Klusmann, Dietrich, „Strahlentherapie im Erleben des Patienten", S. 240 – 277, Joh. A. Barth Verlag, Heidelberg/Leipzig 1997

Kofler, Leo, „Die Kunst des Atmens", Bärenreiter Verlag, Kassel 1977

Kolisko, Eugen, Acht Vorträge über eine „Anthroposophisch orientierte Gesangspädagogik", o. A.

Lindemann, Hannes, „Einfach entspannen", Wilhelm Heyne Verlag, München 1984

Menuhin, Yehudi, „Zur Bedeutung des Singens." Diesen Text schrieb Menuhin als Schirmherr von „Il canto del mondo", dem Internationalen Netzwerk zur Förderung der Alltagskultur des Singens e. V., Düsseldorf, 12. Februar 1999.

Munro, Susan, „Musiktherapie bei Sterbenden", Gustav Fischer Verlag, Stuttgart 1986

Munzel, Friedhelm, „Geht uns die Sprache verloren", in: „Materialien zu Sprache und Therapie aus integrativer Sicht", Hrsg. Deutsche Gesellschaft für Poesie- und Bibliotherapie e. V., Verlag und Vertrieb: Setzkasten Düsseldorf 2008

Muthesius, Dorothea (Hg.), „Schade um all die Stimmen", Böhlau Verlag, Wien 2001

Petersen, Peter, „Der Therapeut als Künstler", Vortrag zur Tagung „Das soziale Wesen der Kunst", Freie Kunststudienstätte (Fachhochschule) Ottersberg, 3. März 1983

Petzold, Hilarion G. / Orth, Ilse (Hgg.), „Poesie in der Therapie", Aisthesis, Bielefeld und Locarno 2005

Reclam Lied-Führer, Reclam, Stuttgart 1973

Schulz, Sigrid, „Von der Sprachlosigkeit ins eigene Wort", Vortrag Musiktherapie Tagung, München 2002 (Fotokopie)

Steiner, Rudolf, „Des Menschen Äußerung durch Ton und Wort", Vortrag, Dornach/Schweiz, 2. Dezember 1922

Stern, Daniel, „Der Gegenwartsmoment", Brandes & Apsel Verlag, Frankfurt a. M. 2005

Student, J. Christoph, „Im Himmel welken keine Blumen", Herder Verlag Spektrum, Freiburg 1992

Tropp Erblad, Ingrid, „Katze fängt mit S an", Fischer Verlag, Frankfurt 2008

Tüpker, Rosemarie, „Ich singe, was ich nicht sagen kann", Gustav Bosse Verlag, Regensburg 1988

Werbeck-Svärdström, Valborg, „Die Schule der Stimmenthüllung" Philosophisch-Anthroposophischer Verlag am Goetheanum, Dornach Schweiz 1969


## III. Lieder, Arien und Tonträger

Arie & Antiche Italiane Vol. I, „Ombra mai fu", Georg Friedrich Händel, S. 132, Edite da Knud Jeppesen, Wilhelm Hansen, Copenhagen 1949

Bach, Johann Sebastian, „Schemellis Musikalisches Gesangbuch", Leipzig 1736, „Ich steh an deiner Krippen hier", S. 13, Bärenreiter Ausgabe 888, Bärenreiter, Kassel/Basel 1924

Fauré, Gabriel, Arie „Pie Jesu", in: „Requiem", Klavierauszug, C. F. Peters Verlag, Frankfurt 1980

Fuchs, Peter, Gundlach, Willi, „Unser Liederbuch in der Grundschule. Schalmei", S. 66, Ernst Klett Verlag, Stuttgart

Das große Liederbuch, 204 Volks- und Kinderlieder, gesammelt von Anne Diekmann, unter Mitwirkung von Willi Gohl, mit 156 bunten Bildern von Tomi Ungerer, Diogenes Verlag, Zürich 1975

Händel, Georg Friedrich, Oratorium „Der Messias", Arie „Er weidet seine Herde", S. 64, C. F. Peters, Frankfurt 1939

Hodenberg, Friederike von, „Musiktherapie. Die heilende Kraft der Stimme" (CD), Ganser & Hanke, Hamburg 2009

Hodenberg, Friederike von, „Weißt du, wie viel Sternlein stehen. Abend- und Wiegenlieder für große und kleine Menschen" (CD), Ganser & Hanke, Hamburg 2009

Mozart, Wolfgang Amadeus, Arie aus „Laudate Dominum" KV 339, Klavierauszug J. A. F. Maitland, Breitkopf & Härtel, Wiesbaden o. J.

Unvergängliche Melodien des deutschen Tonfilms, H. Sikorski, Hamburg, o. J.